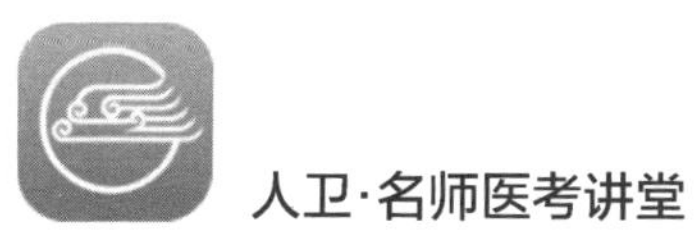

临床执业助理医师
医学综合

第五分册 / 基础医学
预防医学
医学人文

人卫医考名师专家组　编写

人民卫生出版社
·北　京·

图书在版编目（CIP）数据

人卫·名师医考讲堂. 临床执业助理医师医学综合/人卫医考名师专家组编写. —北京：人民卫生出版社，2022. 2

ISBN 978-7-117-32276-8

Ⅰ. ①人… Ⅱ. ①人… Ⅲ. ①临床医学-资格考试-自学参考资料 Ⅳ. ①R4

中国版本图书馆 CIP 数据核字(2021)第 210727 号

人卫智网	www. ipmph. com	医学教育、学术、考试、健康，购书智慧智能综合服务平台
人卫官网	www. pmph. com	人卫官方资讯发布平台

人卫·名师医考讲堂

临床执业助理医师医学综合

Renwei Mingshi Yikao Jiangtang

Linchuang Zhiye Zhuli Yishi Yixue Zonghe

编　　写：人卫医考名师专家组
出版发行：人民卫生出版社(中继线 010-59780011)
地　　址：北京市朝阳区潘家园南里 19 号
邮　　编：100021
E - mail：pmph @ pmph. com
购书热线：010-59787592　010-59787584　010-65264830
印　　刷：廊坊一二〇六印刷厂
经　　销：新华书店
开　　本：787×1092　1/32　**总印张**：52. 5　**总字数**：1035 千字
版　　次：2022 年 2 月第 1 版
印　　次：2022 年 3 月第 1 次印刷
标准书号：ISBN 978-7-117-32276-8
定价(全 5 册)：159. 00 元

出版说明

为贯彻医师资格考试相关文件精神，帮助广大考生更好地了解考试内容，准确把握考试重点，有针对性地做好考前复习，我们专门组织国内一线培训名师，结合最新考试大纲的要求，参考历年考点分布情况，组织编写本套丛书，并由人民卫生出版社出版发行。

本套丛书打破目前大部分医师资格考试类用书内容覆盖考纲全部内容的模式，分为实践技能和医学综合两本，其中医学综合又按照考试科目、临床专业、系统分类等内容维度，结合考点分值占比分为五个分册。全书设置五个板块：【考情分析】帮助考生直面高频考点，科学安排复习时间；【名师精讲】以最新考纲为准，以具体考点为基，简明扼要，总结提示，考点内容纵横联系，对比记忆，并配合赠送精讲视频供考生同步学习；【名师助记】将难记知识点总结成口诀，帮助考生轻松记忆；【自测摸底】与【仿真自测】方便考生进行学习前后的自测，举一反三，强化记忆。本套丛书突出特色体现在以下三个方面：

1. **重点突出，内容精练**　本套丛书内容虽然不覆盖考纲所有内容，但**覆盖所有高频考点**，即“身材小，胸怀广”,可以帮助考生用最短的时间集中精力复习**80%以上**的重点内容,取舍得当,高效备考。此外,“实践技能”按照最新考试三站式的内容顺序编排,方便考生沉浸式复习,在备考过程中逐步适应考试流程,熟悉考试方式。

2. **名师指点,数据支持** 本套丛书将**名师指导、线上课程、指导用书**三者捆绑在一起,方便考生线上、线下双线复习,随时随地与名师“面对面”交流。重要考点搭配相应视频内容,名师讲解均在15分钟以内,考生可利用碎片时间随时随地观看短视频。本套丛书的考情分析均来源于“人卫智网——考试”题库的数据分析,实时追踪,内容原创,科学可靠。

3. **考练结合,使用方便** 本套丛书**搭配刷题线上平台**,复习之后扫码练习,随学随测,及时有效地考查和反馈复习成果,强化记忆。同时,我们深知考生日常临床工作繁忙,复习时间零散,故本套丛书采用“**多留白、小开本**”的设计思路,方便考生将本书放入白大衣口袋中,随时随地学习记录、归纳整理。聚沙成塔,集腋成裘,通过考试,指日可待。

最后,我们希望本套丛书能够成为广大考生复习备考的得力助手,也诚恳地希望广大考生及时反馈在阅读中发现的问题(yszgbooks@pmph.com),以使本套丛书不断完善,更好地为考生服务。

前言

医师资格考试是医师获得从业资格的“独木桥”，是临床工作者必须要面对的“准入性”考试。虽然所有考生都经过了系统的理论学习与临床实践，但是整体考试通过率并不理想。对于医学综合考试，考生普遍反映面临的主要问题是备考时间短、复习内容多，如何合理规划时间、把握重点成为解决这一难题的关键。为此，我们特组织具有丰富培训经验的名师编写了《人卫·名师医考讲堂——临床执业助理医师医学综合》，旨在帮助考生在有限的复习时间内抓重点、得高分。

在本书的编写过程中，编者基于考试大纲，对“人卫智网——考试”题库数据进行了翔实的分析，确定各考点的考频，并按考频确定了各章的内容。考生在准备复习之前首先要研读【考情分析】，明确各章的重点节和关键知识点，同时也确定复习时间的分配。编者希望这些基于数据的可靠分析可以帮助考生做到有的放矢、心中有数。【名师精讲】的内容是对考点的全面梳理。在编写过程中，编者尽可能摒弃传统辅导书中大段的文字，以更为精练的内容、更为醒目的表格为框架，去除“水文”，只留“干货”。【名师助记】是编者对相关重、难点的归纳总结，或是利用一些口诀、歌诀来帮助考生记忆。每节首、尾的【自测摸底】和【仿真自测】中的试题虽然少，但贵在精，都是编者从众多实际考试题目中优选出来的。这些试题既能帮助考生巩固重要知识点,也有利于考生进行实战练习。

本书按知识点分为五个分册。第一分册包括消化系统和其他疾病;第二分册包括女性生殖系统和儿科疾病;第三分册包括呼吸系统、心血管系统、内分泌系统和血液系统;第四分册包括泌尿系统,运动系统,精神、神经系统,风湿免疫性疾病和传染病;第五分册包括基础医学、预防医学和医学人文。本书简洁精练,携带方便,随学随记,实用高效。

在本书的编写过程中,编者以实战为出发点,旨在帮助考生明确"考什么""怎么考""如何记"。建议考生在使用本书时同步学习人民卫生出版社"人卫医学考试"资深辅导专家的课程,互为补充,让备考更全面、更细致。

由于编写时间有限,本书难免存在疏漏和不足之处,恳请广大读者及时反馈发现的问题,以使本书能日臻完善。

人卫医考名师专家组

2021 年 11 月

第五分册目录

第一篇　基础医学综合

第二篇 预防医学综合

第三篇 医学人文综合

第一部分 医学心理学

第二部分 医学伦理学

第三部分　卫 生 法 规

第一篇

基础医学综合

第一章

生物化学

【考情分析】

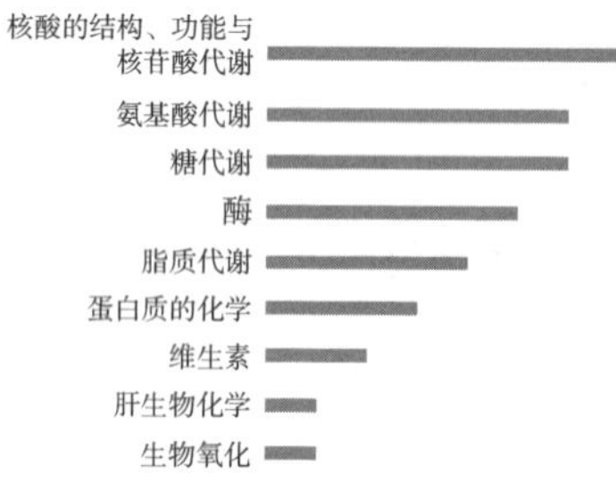

第一节　蛋白质的化学

【自测摸底】

维系蛋白质分子中 α 螺旋和 β 折叠中的化学键是

A. 肽键　　B. 离子键　　C. 二硫键

D. 氢键　　E. 疏水键

【名师精讲】

一、分子组成

1. 蛋白质的元素组成　碳 50%～55%、氢 6%～7%、氧 19%～24%、氮 13%～19%，除此之外还有硫 0～4%。少数蛋白质含铁、铜、锌、锰、钴、钼等金属元素。

2. 蛋白质的基本组成单位——氨基酸　这些氨基酸为L-α-氨基酸(L-α-amino acid)。

二、分子结构

1. 肽键与肽链　连接两个氨基酸的酰胺键为肽键。肽键由—CO—NH—组成,键长0.132nm,具有一定程度的双键性能,不能自由旋转。

2. 一级结构　在蛋白质分子中,从N端至C端的氨基酸排列顺序称为蛋白质的一级结构,肽键是其基本结构键。蛋白质分子的一级结构是其特有空间结构和生物学活性的基础。

3. 二级结构　是指蛋白质分子中某一段肽链的局部空间结构,即多肽链骨架中原子的局部空间排列,并不涉及侧链的构象。所有蛋白质中均有二级结构的存在,主要形式包括α螺旋、β折叠和β转角等。蛋白质二级结构主要由氢键维系。

4. 三级结构　指整条肽链中全部氨基酸残基的相对空间位置,即整条肽链所有原子在三维空间的排布位置。其形成和稳定主要依靠疏水键、盐键、氢键和范德华力。

5. 四级结构　指蛋白质分子中各个亚基的空间排布及亚基接触部位的布局和相互作用。在四级结构中,各亚基间的结合力主要是氢键和离子键。

三、理化性质

1. 等电点　当蛋白质溶液处于某一pH时,蛋白质解离成正、负离子的趋势相等,即成为兼性离子,净电荷为零,此时溶液的pH称为蛋白质的等电点(pI)。

2. 沉淀　蛋白质从溶液中析出的现象称为沉淀。盐析沉淀的蛋白质通常不发生变性,故常用于天然蛋白质的分离。

3. 变性　在某些物理和化学因素作用下,蛋白质特定的空间构象被破坏,即有序的空间结构变成无序的空间结构,从而导致其理化性质改变和生物学活性丧失,这一现象称为蛋白质变性。蛋白质变性主要发生二硫键和非共价键破坏,不涉及一级结构中氨基酸序列的改变。蛋白质剧烈变性时其空间结构破坏严重,不能恢复。但某些温和蛋白质变性如果持续时间较短,除去变性因素后蛋白质仍可恢复其活性。

【名师助记】

蛋白质的结构要点:

序列一级空间二,三维三级亚基四,螺旋折叠主形式。

【仿真自测】

1. 下列属于酸性氨基酸的是
   A. 半胱氨酸　B. 苏氨酸
   C. 苯丙氨酸　D. 谷氨酸
   E. 组氨酸
2. 下列有关蛋白质变性的叙述错误的是
   A. 蛋白质变性时其一级结构不受影响
   B. 蛋白质变性时其理化性质发生变化
   C. 蛋白质变性时其生物学活性降低或丧失
   D. 去除变性因素后变性蛋白质都可以复原
   E. 球蛋白变性后其水溶性降低

第二节 维 生 素

【自测摸底】

1. 维生素 B_6 发挥作用的代谢过程是
   A. 脂肪代谢　B. 糖代谢
   C. 氨基酸代谢　D. 无机盐代谢
   E. 水代谢

[答案] 1. D 2. D

2. 维生素 D 的活性形式是
   A. 1,24-(OH)$_2$D$_3$　　B. 1-(OH)D$_3$
   C. 1,25-(OH)$_2$D$_3$　　D. 1,26-(OH)$_2$D$_3$
   E. 24-(OH)D$_3$

【名师精讲】

维生素按溶解度可分为水溶性维生素和脂溶性维生素。

一、脂溶性维生素

脂溶性维生素包括维生素 A、D、E、K 等(表 1-1)。

表 1-1 脂溶性维生素

维生素	生理功能	缺乏所致疾病
维生素 A	抗氧化;构成感光物质;参与糖蛋白合成;增强机体抵抗力;视黄醇和视黄醛可促进机体生长发育	夜盲症、眼干燥症、皮肤干燥、毛囊丘疹
维生素 D	本身不具有生物活性,经过 2 次羟化形成的 1,25-(OH)$_2$D$_3$ 是活性形式。促进小肠黏膜对钙、磷的吸收,调节钙、磷代谢	儿童骨钙化不良、佝偻病,成人骨软化病等
维生素 E	与生殖功能有关;抗氧化;促进血红素合成	一般不易缺乏
维生素 K	促进肝合成凝血酶原及凝血因子Ⅶ、Ⅸ、Ⅹ	人体肠道细菌可合成,一般不易缺乏

二、水溶性维生素

水溶性维生素的种类及其特点、功能等见表 1-2。

表 1-2 水溶性维生素

维生素	其他名称	活性形式	主要生理功能	缺乏所致疾病
B_1	硫胺素	TPP	α-酮酸氧化脱羧酶和转酮醇酶的辅酶	脚气病
B_2	核黄素	FMN、FAD	氧化还原酶辅酶,递氢体	口角炎
B_6	吡哆醇、吡哆醛、吡哆胺	磷酸吡哆醇 磷酸吡哆胺 磷酸吡哆醛	转氨酶辅酶,氨基酸脱羧酶辅酶	
B_{12}	钴胺素	甲基钴胺素等		巨幼细胞贫血
PP		NAD^+、$NADP^+$	递氢、递电子	烟酸缺乏症(癞皮病)
泛酸	遍多酸	辅酶 A(CoA)、酰基载体蛋白(ACP)	酰基载体	
叶酸		FH_4	一碳单位载体	巨幼细胞贫血
生物素		生物素	羧基载体	

【仿真自测】

1. 下列有关维生素的叙述错误的是
   A. 维生素可分为脂溶性、水溶性两大类
   B. 脂溶性维生素可在肝中储存
   C. B 族维生素通过构成辅酶而发挥作用
   D. 摄入维生素 C 越多,在体内储存也越多
   E. 尚未发现脂溶性维生素参与辅酶的组成
2. 与红细胞分化成熟有关的维生素是
   A. 维生素 B_1 和叶酸　　B. 维生素 B_1 和遍多酸
   C. 维生素 B_{12} 和叶酸　　D. 维生素 B_{12} 和核酸
   E. 遍多酸和叶酸

第三节　酶

【自测摸底】

1. 下列关于辅酶的叙述正确的是
   A. 在催化反应中传递电子、原子或化学基团
   B. 与酶蛋白紧密结合
   C. 金属离子是体内最重要的辅酶
   D. 在催化反应中不与酶活性中心结合
   E. 体内辅酶种类很多,其数量与酶相当
2. 酶与底物作用形成中间产物的叙述正确的是
   A. 酶与底物主要是以共价键结合
   B. 酶与底物的结合呈零级反应
   C. 酶诱导底物构象改变不利于结合
   D. 底物诱导酶构象改变有利于结合
   E. 底物结合于酶的变构部位

［答案］1. D　2. C

【名师精讲】

一、概述

1. 概念 酶是由活细胞合成的对其特异底物起高效催化作用的蛋白质。酶是生物体内特有的催化剂。受酶催化的物质称为底物,反应的生成物质称为产物。

2. 酶促反应的特点

（1）极高的催化效率。

（2）高度的特异性:①绝对特异性;②相对特异性;③立体异构特异性。

（3）酶催化活性的可调节性。

（4）酶活性的不稳定性。

二、酶的结构与功能

1. 分子组成 与其他蛋白质一样,化学本质为蛋白质的天然酶,可分为单纯蛋白质的酶、结合蛋白质的酶两类。

2. 活性中心与必需基团 酶分子中与酶活性有关的化学基团称为必需基团。这些必需基团与酶分子空间构象的维持有关。酶分子中必需基团在空间位置上相对集中,所形成的特定空间结构区域是酶发挥催化作用的关键部位,称为酶的活性中心。

3. 酶原与酶原的激活 多数酶合成后即具有活性,但有少部分酶在细胞内合成后并无活性,这类无活性的酶的前体称为酶原。当酶原被分泌出细胞,在蛋白酶等的作用下,经过一定的加工剪切,使肽链重新折叠形成活性中心,或暴露出活性中心。由无活性的酶原变成有活性酶的过程称为酶原激活。

4. 同工酶 在体内,并非所有具有相同催化作用的酶都是同一种蛋白质。在不同器官中,甚至在同一细胞内,常常含有几种分子结构不同、理化性质迥异,但却可催化相同化学反应的酶。这类具有相同催化功能,但酶蛋白的分子结构、理化性质和免疫学性质各不相同的一组酶称为同工酶。

三、影响酶促反应速度的因素

1. 酶浓度　在酶促反应体系中，若所用的酶制品中不含抑制物，作用物的浓度又足够大，使酶达到饱和，则反应速度与酶浓度成正比。

2. 作用物浓度　当作用物浓度很低时，反应速度(ν)随着作用物浓度([S])的增高而增大，两者呈正比关系。而当作用物浓度继续增高时，反应速度增高的趋势逐渐缓和。一旦当[S]达到相当高时，反应速度不再随[S]的增高而增高，达到了极限最大值，称最大反应速度。反应速度为最大反应速度一半时的[S]为米氏常数，即 K_m 值，为酶的特征性常数。不同的酶 K_m 值不同，同一种酶对不同作用物有不同的 K_m 值。各种同工酶的 K_m 值不同，也可借 K_m 以鉴别。上述反应过程经过数学推导可得出一个方程式，即米氏方程。

3. 温度　酶的最适温度与酶反应时间有关。若酶反应进行的时间短暂，则其最适温度可能比反应进行时间较长者高。

4. 酸碱度　通常只在某一 pH 时，酶的活性最大，此 pH 称为酶的最适 pH。pH 偏离最适 pH 时，无论偏酸或偏碱，都将使酶的解离状况偏离最适状态，使酶活性降低。各种酶的最适 pH 不同，但大多为中性、弱酸性或弱碱性。少数酶的最适 pH 远离中性，如胃蛋白酶的最适 pH 为 1.5，胰蛋白酶的最适 pH 为 7.8。

5. 激活剂　激活剂大多为金属离子，如镁离子、钾离子等；少数为阴离子。

6. 抑制剂

（1）不可逆性抑制：抑制剂与酶活性中心的必需基团形成共价结合，不能用简单透析、稀释等方法除去，这一类抑制剂称为不可逆性抑制剂；所引起的抑制作用为不可逆性抑制作用。

（2）可逆性抑制：抑制剂以非共价键与酶或中间

复合物发生可逆性结合，使酶活性降低或消失，应用简单的透析、稀释等方法可解除抑制，这种抑制剂称为可逆性抑制剂。

【名师助记】

酶促反应动力学要点：

催化反应有动力，浓速温酸四种度。

【仿真自测】

酶的最适 pH 是

A. 酶的特征性常数

B. 酶促反应速度最大时的 pH

C. 酶最稳定时的 pH

D. 与底物种类无关的参数

E. 酶的等电点

第四节 糖 代 谢

【自测摸底】

1. 下列关于三羧酸循环的叙述错误的是

A. 一次循环有 2 次脱氢、4 次脱羧

B. 一次循环中只有 1 次底物水平磷酸化

C. 每次循环中有 3 步不可逆反应

D. 琥珀酰 CoA 是 α-酮戊二酸氧化脱羧的产物

E. 一次循环生成 12 分子 ATP

2. 下列物质既是糖分解产物又是糖异生原料的是

A. 丙氨酸　　B. 丙酮

C. 乙酰 CoA　　D. 甘油

E. 乳酸

[答案] B

【名师精讲】

一、糖的分解代谢

1. 糖酵解的主要过程和关键酶　糖酵解途径是体内葡萄糖代谢最主要的途径之一，也是糖、脂肪和氨基酸代谢相联系的途径。

第一阶段：磷酸丙糖的生成

（1）葡萄糖磷酸化为葡糖-6-磷酸。催化此反应的酶是己糖激酶（肝内为葡萄糖激酶），由 ATP 提供磷酸基和能量。这一步是不可逆反应。

（2）葡糖-6-磷酸转变为果糖-6-磷酸。反应可逆。

（3）果糖-6-磷酸转变为果糖-1，6-二磷酸。这是第二个磷酸化反应，由 6-磷酸果糖激酶-1 催化，为不可逆反应。

（4）果糖-1，6-双磷酸（6 碳）裂解为 2 分子可以互变的磷酸二羟丙酮和 3-磷酸甘油醛（图 1-1）。反应可逆。

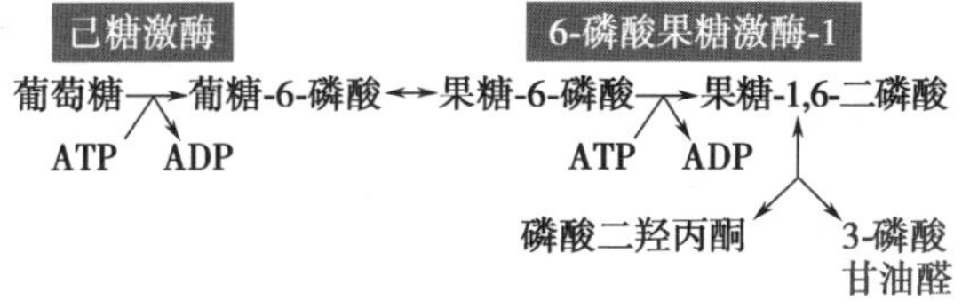

图 1-1　磷酸丙糖的生成

第二阶段：丙酮酸的生成（图 1-2）

（5）3-磷酸甘油醛氧化为 1，3-二磷酸甘油酸，生成 1 分子 NADH+H^+ 和含有 1 个高能磷酸键的 1，3-二磷酸甘油酸。

（6）1，3-二磷酸甘油酸转变为 3-磷酸甘油酸，生成 1 分子 ATP。这种底物上的高能磷酸键转移给 ADP 成为 ATP 的过程称为底物水平磷酸化。

（7）3-磷酸甘油酸转变为 2-磷酸甘油酸。反应可逆。

（8）2-磷酸甘油酸转变为含有高能磷酸键的磷酸烯醇式丙酮酸。反应可逆。

（9）磷酸烯醇式丙酮酸转变为丙酮酸。反应由丙酮酸激酶催化,有 ATP 生成,不可逆。

第三阶段:丙酮酸还原为乳酸(图 1-2)

（10）丙酮酸接受在上述反应(反应 5)生成的 $NADH+H^+$,还原为乳酸。反应可逆。

第二阶段：3-磷酸甘油醛→丙酮酸

3-磷酸甘油醛

NAD^+ → $NADH+H^+$ 　3-磷酸甘油醛脱氢酶

3-磷酸甘油醛脱氢酶催化的反应产生$NADH+H^+$，消耗无机磷酸

1,3-二磷酸甘油酸

ADP → ATP

◆ 两步底物水平磷酸化反应：
1,3-二磷酸甘油酸→3-磷酸甘油酸
磷酸烯醇式丙酮酸→丙酮酸

3-磷酸甘油酸

磷酸烯醇式丙酮酸

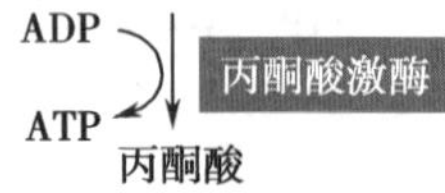

丙酮酸激酶催化的反应不可逆，该酶是关键酶

丙酮酸

第三阶段：丙酮酸→乳酸

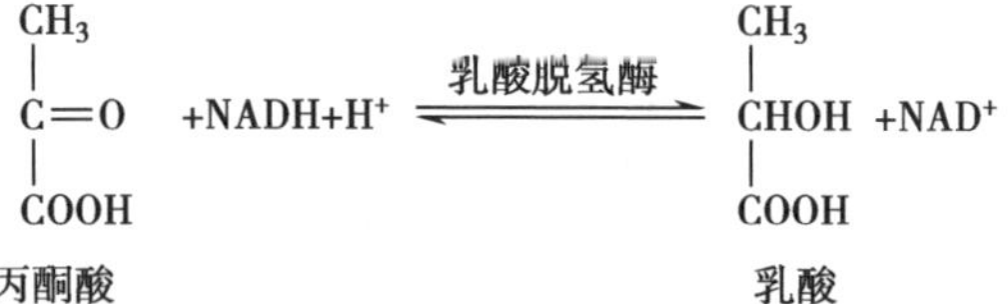

丙酮酸　　乳酸

图 1-2 丙酮酸的生成及还原

2. 糖有氧氧化的基本途径

第一阶段:葡萄糖在胞质经糖酵解途径分解成丙

酮酸。

第二阶段：丙酮酸由胞质进入线粒体，氧化脱羧生成乙酰 CoA。

第三阶段：在线粒体内，乙酰 CoA 进入三羧酸循环被彻底氧化（图 1-3）。

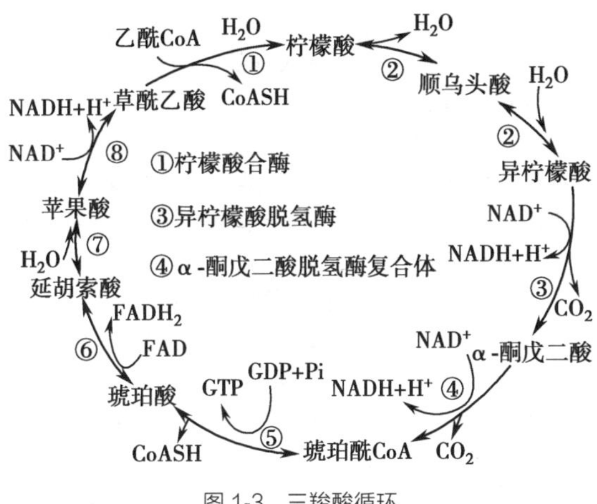

图 1-3　三羧酸循环

3. 磷酸戊糖途径

（1）磷酸戊糖途径的关键酶是葡糖-6-磷酸脱氢酶（G6PD）。G6PD 缺乏可导致蚕豆病。

（2）磷酸戊糖途径为核酸的合成提供核糖，核糖是核酸和游离核苷酸的组成成分，而磷酸戊糖途径是体内利用葡萄糖生成核糖-5-磷酸的唯一途径，为体内核苷酸的合成并进一步为核酸的合成提供原料。

（3）磷酸戊糖途径生成的大量 $NADPH+H^+$ 作为供氢体参与多种代谢反应。

【名师助记】

糖代谢中的关键酶见表 1-3。

表 1-3 糖代谢各途径中的关键酶

途径	关键酶
糖酵解	己糖激酶(或葡萄糖激酶)、6-磷酸果糖激酶-1、丙酮酸激酶
磷酸戊糖途径	葡糖-6-磷酸脱氢酶

二、糖原的合成与分解

1. 肝糖原的合成 进入肝的葡萄糖先在葡萄糖激酶作用下磷酸化成为 6-磷酸葡萄糖,后者再转变成 1-磷酸葡萄糖。1-磷酸葡萄糖与 UTP 反应生成尿苷二磷酸葡萄糖(UDPG)。UDPG 被视为活性葡萄糖。最后在糖原合酶作用下,UDPG 分子中的葡萄糖基转移至糖原的糖链末端。上述反应反复进行,可使糖链不断延长。葡萄糖合成糖原是耗能过程,共消耗 2 个 ATP。

2. 肝糖原的分解 肝糖原的非还原端在磷酸化酶作用下,分解下一个葡萄糖,即 1-磷酸葡萄糖,后者转变成 6-磷酸葡萄糖。6-磷酸葡萄糖再水解成游离葡萄糖释放入血。此反应由葡糖-6-磷酸酶催化,此酶只存在于肝、肾中,肌肉内没有。所以只有肝和肾的糖原分解可补充血糖浓度,肌糖原不能分解成葡萄糖。

三、糖异生

1. 丙酮酸转变成磷酸烯醇型丙酮酸 丙酮酸经丙酮酸羧化酶作用生成草酰乙酸,草酰乙酸再进一步转变成磷酸烯醇式丙酮酸,由丙酮酸转变为磷酸烯醇式丙酮酸共消耗 2 个 ATP。

2. 1,6-二磷酸果糖转变为 6-磷酸果糖 此反应由果糖二磷酸酶催化,有能量释放,但并不生成 ATP,所以反应易于进行。

3. 6-磷酸葡萄糖水解为葡萄糖 此反应由葡糖-6-磷酸酶催化。由于此酶主要存在于肝和肾,所以肝和肾的糖异生产生的葡萄糖可补充血糖,其他组织则不能。

四、血糖

血糖指血中的葡萄糖。血糖水平相当恒定，为3.9~6.1mmol/L。血糖的来源主要为肠道吸收、肝糖原分解或肝内糖异生生成的葡萄糖释放入血液内。血糖的去路则为周围各组织及肝的摄取利用，包括转变成氨基酸和脂肪。机体对血糖来源和去路的整体周密调控是维持血糖水平恒定的基础。

【仿真自测】

1. 糖酵解的关键酶是
   A. 3-磷酸甘油醛脱氢酶　B. 丙酮酸脱氢酶
   C. 磷酸果糖激酶-1　D. 磷酸甘油酸激酶
   E. 乳酸脱氢酶
2. 三羧酸循环的生理意义是
   A. 合成胆汁酸　B. 提供能量
   C. 提供 NADPH　D. 参与酮体代谢
   E. 参与蛋白代谢

第五节　生物氧化

【自测摸底】

下列化合物中，不含有高能磷酸键的是
A. NAD^+　B. ADP　C. NADPH
D. FMN　E. ATP

【名师精讲】

一、概述

1. 生物氧化的概念　生物氧化是指物质在生物体内的氧化分解过程。线粒体内的氧化伴有 ATP 的

[答案] 1. C　2. B

生成,而线粒体外如内质网、过氧化物酶体(微粒体)等的氧化不伴有 ATP 的生成,主要和代谢物或药物、毒物的生物转化有关。

2. 生物氧化的特点

(1) 生物氧化是在细胞内由酶催化的氧化反应,每一反应步骤都由酶催化。

(2) 生物氧化是逐步进行、逐步完成的。

二、呼吸链

酶和辅酶在线粒体内膜上按一定顺序排列组成的递氢体或递电子体系称为呼吸链(因与需氧细胞呼吸过程有关)。线粒体内参与氧化磷酸化的呼吸链主要有两条,其顺序分别为:

$$NADH \to FMN \to CoQ \to Cyt\ b \to Cyt\ c \to Cyt\ aa_3 \to O_2$$

$$FADH_2 \to CoQ \to Cyt\ b \to Cyt\ c \to Cyt\ aa_3 \to O_2$$

三、ATP 生成

ATP 的生成方式有两种。

1. 作用物水平的磷酸化。代谢过程中产生的高能化合物可直接将其高能键中贮存的能量传递给 ADP,使 ADP 磷酸化生成 ATP。

2. 在电子传递过程中发生 ADP 磷酸化,这是 ATP 生成的主要方式。

【仿真自测】

NADH 呼吸链组分的排列顺序为

A. $NAD^+ \to FAD \to CoQ \to Cyt \to O_2$

B. $NAD^+ \to FMN \to CoQ \to Cyt \to O_2$

C. $NAD^+ \to CoQ \to FMN \to Cyt \to O_2$

D. $FAD \to NAD^+ \to CoQ \to Cyt \to O_2$

E. $CoQ \to NAD^+ \to FAD \to Cyt \to O_2$

[答案] B

第六节　脂质代谢

【自测摸底】

脂肪酸β氧化的主要发生部位是

A. 细胞溶胶　　B. 细胞膜

C. 线粒体　　D. 微粒体

E. 溶酶体

【名师精讲】

一、脂质概述

1. 分类　脂类是脂肪及类脂的总称，是一类不溶于水而易溶于有机溶剂，并能为机体利用的有机化合物。脂肪是三脂酰甘油或称甘油三酯。类脂包括胆固醇及其酯、磷脂及糖脂等。

2. 生理功能

（1）脂肪在体内的主要生理作用是储能和氧化供能。

（2）生物膜的组成成分。

（3）脂类衍生物的调节作用。

二、甘油三酯的分解代谢

1. 甘油三酯的水解及甘油的氧化分解　储存于脂肪细胞中的脂肪被脂肪酶逐步水解为游离脂肪酸和甘油释放入血以供其他组织氧化利用，该过程称为脂肪动员。催化甘油三酯水解的酶为激素敏感性甘油三酯脂肪酶。肾上腺素、胰高血糖素、促肾上腺皮质激素（ACTH）及促甲状腺激素（TSH）等激素能激活此酶，而胰岛素则抑制此酶的活性。经脂肪动员入血的脂肪酸与白蛋白结合，被运输至全身各组织，进一步氧化分解释放能量。甘油则在肝的甘油激酶作用下变成3-磷酸甘油，循糖代谢途径分解供能或糖异生成糖。

2. 脂肪酸的 β 氧化

(1) 脂肪酸的活化——脂酰 CoA 的生成。

(2) 脂酰 CoA 转入线粒体。

(3) 饱和脂肪酸的 β 氧化,每次 β 氧化包括脱氢、加水、再脱氢、硫解四个连续的酶促反应。

3. 酮体的生成、利用和生理意义

(1) 酮体的生成　以乙酰 CoA 为原料,在肝线粒体经酶催化,先缩合、再裂解,生成酮体(乙酰乙酸、*β*-羟丁酸、丙酮)。

(2) 酮体的利用　肝含有合成酮体的酶系,故能生成酮体;但肝缺乏氧化酮体的酶系,因此不能利用酮体。酮体能通过血脑屏障及毛细血管壁,是肌肉尤其是脑组织的重要能源。

(3) 酮体生成的意义　酮体是肝为肝外组织提供的一种能源物质。当糖供应不足或利用出现障碍时,酮体可以代替葡萄糖成为脑组织和肌肉的主要能源。

三、甘油三酯的合成代谢

肝、脂肪组织及小肠是合成甘油三酯的主要场所。肝和脂肪组织主要通过甘油二酯途径合成甘油三酯。机体可利用磷酸甘油与活化的脂酸酯化生成磷脂酸,然后经脱磷酸及再酯化即可合成甘油三酯。

四、胆固醇的代谢

人体几乎全身各组织均可合成胆固醇,肝是合成胆固醇的主要场所。胆固醇的合成以乙酰 CoA 为原料,先缩合成 *β*-羟-*β*-甲戊二酸单酰 CoA(HMG-CoA),然后还原脱羧形成甲羟戊酸,再磷酸化,进一步缩合成鲨烯,后者环化即转变为胆固醇。合成 1 分子胆固醇需 18 分子乙酰 CoA、16 分子 NADPH 及 36 分子 ATP。

五、血脂

血浆脂蛋白的分类、组成、合成部位及功能见表 1-4。

表 1-4 血浆脂蛋白的分类、组成、合成部位及功能

项目	乳糜微粒（CM）	极低密度脂蛋白（VLDL）	低密度脂蛋白（LDL）	高密度脂蛋白（HDL）
电泳位置	原点	前 β-脂蛋白	β-脂蛋白	α-脂蛋白
主要脂质	外源性甘油三酯（80%～90%）	内源性甘油三酯（50%～70%）	含胆固醇与胆固醇酯最多（40%～50%）	磷脂（PL）
主要载脂蛋白	AⅠ、B48、CⅠ、CⅡ、CⅢ	B100、E、CⅠ、CⅡ、CⅢ	B100	AⅠ、AⅡ
合成部位	小肠黏膜细胞	肝细胞	血浆	肝、肠、血浆
功能	转运外源性甘油三酯	转运内源性甘油三酯	转运内源性胆固醇酯	逆向转运胆固醇酯

【名师助记】

脂肪酸分解代谢主要知识点见表 1-5。

表 1-5 脂肪酸分解代谢

阶段	主要知识点
脂肪酸 β 氧化	脂肪酸的氧化分解从羧基端 β 碳原子开始，每次断裂 2 个碳原子； 过程：脱氢—加水—再脱氢—硫解，两步脱氢反应的受氢体分别是 NAD^+ 和 FAD； 经若干轮 β 氧化，脂酰 CoA 全部分解为乙酰 CoA
三羧酸循环	乙酰辅酶 A 经三羧酸循环彻底氧化分解为二氧化碳和水，并产生大量能量

【仿真自测】

1. 酮体是指
   A. 草酰乙酸、β-羟丁酸、丙酮
   B. 乙酰乙酸、β-羟丁酸、丙酮酸
   C. 乙酰乙酸、β-氨基丁酸、丙酮酸
   D. 乙酰乙酸、β-羟丁酸、丙酮
   E. 乙酰乙酸、β-氨基丁酸、丙酮
2. 胆固醇合成的主要场所是
   A. 肾　B. 肝　C. 小肠
   D. 脑　E. 胆

第七节 氨基酸代谢

【自测摸底】

氨基酸彻底分解的产物是
A. 胺、二氧化碳　B. 二氧化碳、水、尿素
C. 尿酸　D. 氨、二氧化碳
E. 肌酸酐、肌酸

［答案］1. D　2. B

【名师精讲】

一、蛋白质的生理功能及营养作用

（一）蛋白质的生理功能

1. 维持组织的生长、更新和修复。

2. 参与多种重要的生理功能。

3. 氧化供能。

4. 转变为糖类和脂肪。

（二）营养必需氨基酸

必需氨基酸包括赖氨酸、色氨酸、苯丙氨酸、甲硫氨酸、苏氨酸、亮氨酸、异亮氨酸、缬氨酸和组氨酸（婴幼儿必需）。

（三）蛋白质的营养互补作用

食物蛋白质的互补作用：营养价值较低的蛋白质混合食用，则必需氨基酸可以互相补充，从而提高营养价值，称为蛋白质的营养互补作用。例如，谷类蛋白质含赖氨酸较少而含色氨酸较多，豆类蛋白质含赖氨酸较多而含色氨酸较少，两者混合食用即可提高营养价值。

二、氨基酸的一般代谢

（一）氨基酸的脱氨基作用

1. 氧化脱氨基作用　肝、肾、脑等组织广泛存在L-谷氨酸脱氢酶，可催化L-谷氨酸氧化脱氨生成α-酮戊二酸及氨，辅酶是NAD^+或$NADP^+$。

2. 联合脱氨基作用　基本有两种方式。首先是转氨酶催化氨基酸与α-酮戊二酸发生转氨基作用，生成相应的α-酮酸及谷氨酸；然后谷氨酸在L-谷氨酸脱氢酶催化下氧化脱氨，重新生成α-酮戊二酸及氨。

（二）氨的代谢

1. 体内氨的来源

（1）组织氨基酸及胺分解产氨：氨基酸脱氨基作用产生的氨是体内氨的主要来源。胺的分解也可以产生氨。此外，嘌呤、嘧啶分解也可产生少量氨。

（2）肠道吸收氨：肠道吸收的氨有两个来源，即肠内氨基酸在细菌作用下产生的氨和肠道尿素经细菌尿素酶的水解产生的氨。

（3）肾脏产氨：肾小管上皮细胞分泌的氨主要来自谷氨酰胺，对体内酸碱平衡调节起着重要作用。

2. 氨的转运

（1）葡萄糖-丙氨酸循环：在肌肉组织中，氨基酸经转氨基作用将氨基转给丙酮酸生成丙氨酸。

（2）谷氨酰胺的生成及分解：在脑、肌组织中，氨与谷氨酸在谷氨酰胺合成酶的催化下生成谷氨酰胺，并经血液输送至肝或肾，再经谷氨酰胺酶水解成谷氨酸和氨。

3. 体内氨的去路

（1）合成尿素：正常情况下，体内的氨主要在肝中通过鸟氨酸循环合成尿素而解毒。

（2）谷氨酰胺的合成。

（3）氨代谢的其他途径：氨参与非必需氨基酸及嘌呤碱基、嘧啶碱基的合成。

（三）α-酮酸的代谢

1. 合成非必需氨基酸　α-酮酸可再氨基化重新生成相应的氨基酸。

2. 转变为糖和脂肪。

3. 氧化成 H_2O 及 CO_2　经三羧酸循环机制进行。

二、个别氨基酸的代谢

1. 氨基酸的脱羧基作用　部分氨基酸在特异的氨基酸脱羧酶催化下进行脱羧反应，生成相应的胺。

2. 一碳单位的概念　某些氨基酸在分解代谢过程中可以产生含有一个碳原子的基团，称为一碳单位。体内的一碳单位有甲基、甲烯基、甲炔基、甲酰基和亚氨甲基。一碳单位不能游离存在，常与四氢叶酸结合而转运和参与代谢。一碳单位主要来源于丝氨酸、甘氨酸、组氨酸和色氨酸。一碳单位的主要生理功用是作为合成嘌呤和嘧啶的原料。

3. 苯丙氨酸和酪氨酸代谢　苯丙氨酸和酪氨酸是两种重要的芳香族氨基酸。

先天性苯丙氨酸羟化酶缺陷（不能转变为酪氨酸）→苯丙酮酸堆积→苯丙酮尿症。

酪氨酸羟化酶缺陷→儿茶酚胺（多巴胺、去甲肾上腺素、肾上腺素）生成减少→帕金森病。

先天性酪氨酸酶缺乏→黑色素合成减少→白化病。

【仿真自测】

1. 体内转运一碳单位的载体是
   A. 叶酸　　B. 维生素 B_{12}
   C. 硫胺素　　D. 生物素
   E. 四氢叶酸
2. 代谢中产生黑色素的氨基酸是
   A. 组氨酸　　B. 色氨酸
   C. 丝氨酸　　D. 酪氨酸
   E. 赖氨酸

第八节　核酸的结构、功能与核苷酸代谢

【自测摸底】

DNA 在细胞内存在的部位是
   A. 高尔基体　　B. 粗面内质网
   C. 线粒体　　D. 染色体
   E. 溶酶体

［答案］1. E　2. D

【名师精讲】

一、核酸的分子组成

1. 分类 核酸包括脱氧核糖核酸(DNA)和核糖核酸(RNA)两大类。DNA 是遗传信息的贮存和携带者,RNA 主要参与遗传信息复制与表达的过程。

2. 基本成分 核酸的基本单位是核苷酸,核苷酸由戊糖、碱基和磷酸组成。DNA 分子中出现的碱基有 A、G、C 和 T,糖为脱氧核糖。RNA 分子中所含的碱基是 A、G、C 和 U,糖为核糖。DNA 分子由 2 条脱氧核糖核苷酸链组成,RNA 分子由 1 条核糖核苷酸链组成。

二、DNA 的结构与功能

(一) DNA 的一级结构

1. 基本组成单位 脱氧核糖核苷酸(dAMP、dGMP、dCMP、dTMP)。

2. 定义 DNA 分子多核苷酸链中脱氧核糖核苷酸的排列顺序(即碱基排列顺序)。

3. 磷酸与脱氧核糖相连构成骨架;方向 5′→3′。

(二) DNA 的二级结构——双螺旋结构

1. 右手双螺旋,两条链走向相反,长度相等。

2. 磷酸和脱氧核糖相连而成的亲水骨架位于外侧,疏水碱基对位于内侧。

3. 双螺旋直径 2.37nm,每旋转一周包括 10.5 个脱氧核苷酸残基,螺距为 3.54nm。

4. 纵向稳定因素为碱基堆积力(疏水力);横向稳定因素为氢键(A ═ T,2 个氢键;G ≡ C,3 个氢键)。

三、RNA 的结构与功能

(一) 信使 RNA(mRNA)

1. 真核细胞 mRNA 的特点

(1) 在 mRNA 5′-末端有“帽子结构”,即 m^7Gppp。

(2) 在 mRNA 3′-末端有一段多聚腺苷酸(poly A)

尾巴。

（3）分子中可能有修饰碱基，主要是甲基化。

（4）mRNA 为蛋白质的生物合成提供模板。

2. 原核细胞 mRNA 的特点

（1）一般为多顺反子结构，即一个 mRNA 中常含有几个蛋白质的信息，能指导几个蛋白质的合成。

（2）5′-末端无帽子结构存在，3′-末端不含 poly A 结构。

（3）mRNA 一般没有修饰碱基，其分子链不被修饰。

（二）转运 RNA（tRNA）

1. tRNA 是单链小分子，由 74~95 个核苷酸组成。

2. tRNA 含有很多稀有碱基，在修饰碱基中，甲基化的 A、U、C 和 G 较多。

3. tRNA 的 5′-末端总是磷酸化，5′-末端核苷酸往往是 pG。

4. tRNA 的 3′-末端是 CCA-OH。

5. tRNA 二级结构的特点是呈三叶草形；三级结构的特点是呈倒“L”形。

（三）核糖体 RNA（rRNA）

rRNA 是细胞内含量最丰富的 RNA，约占细胞总 RNA 的 80% 以上。它们与核糖体蛋白共同构成核糖体，后者是蛋白质合成的场所。

四、核酸的理化性质

1. 变性

（1）概念：在某些理化因素作用下，DNA 双链解开成 2 条单链的过程。

（2）本质：DNA 变性是双链间氢键的断裂。

（3）现象：由于变性时双螺旋松解，碱基暴露，对 260nm 紫外线吸收将增加，OD_{260} 值增高，称为增色效应。

（4）核酸的紫外吸收峰在260nm处。

2. 复性 DNA的变性是可逆的。在适宜条件下，如温度或pH逐渐恢复到生理范围，分离的DNA双链可以自动退火，即再次互补结合形成双链，这个过程称为复性。复性的分子基础是碱基配对。

五、核苷酸的代谢

1. 嘌呤核苷酸的分解代谢 嘌呤核苷酸的分解代谢在肝脏、小肠及肾脏中进行，代谢终产物是尿酸。

2. 嘧啶核苷酸的分解代谢 胞嘧啶、尿嘧啶主要在肝脏内分解，生成的终产物为β-丙氨酸、氨和CO_2。胸腺嘧啶分解的终产物是β-氨基异丁酸、氨和CO_2。终产物均易溶于水。

【名师助记】

DNA与RNA的异同点见表1-6。

表1-6 DNA与RNA的异同点

项目	共同点	不同点	
		DNA	RNA
名称	核酸	脱氧核糖核酸	核糖核酸
组成	基本单位为核苷酸	脱氧核苷酸	核糖核苷酸
	五碳糖、磷酸	脱氧核糖	核糖
	含氮碱基——A、C、G	特有碱基——T	特有碱基——U
分布	在真核细胞的细胞核、线粒体和叶绿体中均有分布	主要分布在细胞核中	主要分布在细胞质(包括线粒体、叶绿体)中

【仿真自测】

1. RNA 是
   A. 脱氧核糖核苷　B. 脱氧核糖核酸
   C. 核糖核酸　D. 脱氧核糖核苷酸
   E. 核糖核苷酸
2. DNA 是
   A. 脱氧核糖核苷　B. 脱氧核糖核酸
   C. 核糖核酸　D. 脱氧核糖核苷酸
   E. 核糖核苷酸
3. DNA 变性时其结构变化表现为
   A. 磷酸二酯键断裂
   B. N—C 糖苷键断裂
   C. 戊糖内 C—C 键断裂
   D. 碱基内 C—C 键断裂
   E. 对应碱基间氢键断裂

第九节　肝生物化学

【自测摸底】

与胆囊胆汁相比,肝胆汁的特点是
A. 颜色变深　B. 比重增大
C. 含有较多黏蛋白　D. 含有较多胆红素
E. 含水量较高

【名师精讲】

一、生物转化作用

1. 基本概念和特点　人体内存在许多代谢产物,

[答案] 1. C　2. B　3. E

对人体有一定的生物学效应或潜在的毒性作用。机体在排出这些物质之前,需对它们进行代谢转变,使其水溶性提高,极性增强,易随胆汁或尿液排出体外,这一过程称为生物转化作用。

2. 反应类型及酶系　肝的生物转化可分为两相反应。第一相反应包括氢化、还原和水解。通过第一相反应,许多分子中的某些非极性基团转变为极性基团,水溶性增加,利于排出体外。有些物质经过第一相反应后,还需进一步与葡糖醛酸、硫酸等极性更强的物质相结合,以得到更大的溶解度才能排出体外,这些结合反应属于第二相反应。

二、胆色素代谢

1. 概念　胆色素是体内铁卟啉类化合物的主要分解代谢产物,包括胆绿素、胆红素、胆素原和胆素。胆红素的生成、运输、转化及排泄异常与临床诸多病理生理过程相关。

2. 游离胆红素　又称非结合胆红素,即不与葡糖醛酸结合的胆红素。可渗透肝细胞膜而被摄取。

3. 结合胆红素　胆红素在内质网结合葡糖醛酸生成水溶性结合胆红素,因可以迅速、直接与重氮试剂发生反应,故又称为直接胆红素。结合胆红素水溶性强,被肝细胞分泌进入胆管系统,随胆汁排入小肠。

4. 胆红素在肠道中的变化　胆红素在肠道内转化为胆素原和胆素。胆素原是肠菌作用的产物。少量胆素原可被肠黏膜重吸收,进入胆素原的肠肝循环。

5. 胆色素代谢与黄疸　体内胆红素生成过多,或肝细胞对胆红素的摄取、转化及排泄能力下降等因素均可引起血浆胆红素含量增多,称为高胆红素血症。胆红素为橙黄色物质,过量的胆红素可扩散进入组织造成组织黄染,这一体征称为黄疸。根据黄疸发生的原因可将黄疸分为三种,其各自特点见表1-7。

表 1-7　黄疸的分类及各自特点

分类	别名	特点
溶血性黄疸	肝前性黄疸	高游离胆红素血症。此类黄疸是由于红细胞大量破坏，在单核巨噬细胞系统产生胆红素过多，超过肝细胞摄取、转化和排泄的能力
肝细胞性黄疸	肝原性黄疸	由于肝细胞功能受损，造成其摄取、转化和排泄胆红素的能力降低
阻塞性黄疸	肝后性黄疸	由于各种原因引起胆管系统阻塞，胆汁排泄障碍

【仿真自测】

1. 能够与胆红素结合形成结合胆红素的是
   A. 葡糖醛酸　B. 胆汁酸
   C. 胆素原　D. 珠蛋白
   E. 清蛋白
2. 只在肝中合成的是
   A. 清蛋白　B. 胆固醇
   C. 磷脂　D. 脂肪酸
   E. 糖原

［答案］1. A　2. A

第二章

生 理 学

【考情分析】

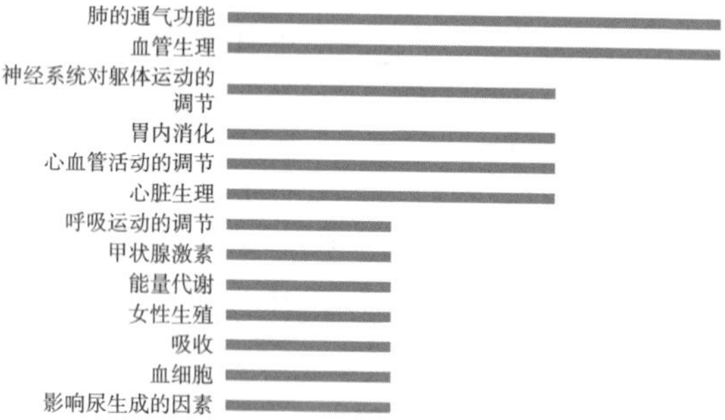

肺的通气功能
血管生理
神经系统对躯体运动的调节
胃内消化
心血管活动的调节
心脏生理
呼吸运动的调节
甲状腺激素
能量代谢
女性生殖
吸收
血细胞
影响尿生成的因素

第一节 绪 论

【自测摸底】

1. 机体的内环境是指
   A. 体腔内空间　B. 组织间隙
   C. 细胞外液　D. 细胞内液
   E. 血液
2. 人体各部分体液中最活跃的部分是
   A. 细胞内液　B. 组织液　C. 血浆
   D. 淋巴液　E. 脑脊液

【名师精讲】

一、机体的内环境

1. 概念　细胞外液称为机体的内环境。内环境既是细胞与外环境间接交流的必经途径，也是细胞生活和发挥自身功能的必需场所。

2. 稳态　在生理条件下，机体能通过各种调节机制使内环境的理化性质保持相对稳定（这是一种动态平衡）的状态，故称为稳态。

二、机体生理功能的调节

（一）神经调节和体液调节

1. 神经调节

（1）基本方式：反射（结构基础为反射弧，包括感受器、传入神经、中枢、传出神经和效应器）。

（2）特点：快速、短暂、精确。

（3）种类：非条件反射和条件反射。

2. 体液调节

（1）基本方式：激素等化学物质通过体液的运输，对机体某些组织或器官的活动进行调节。

（2）特点：缓慢、持久、广泛。

（3）种类：远距分泌、旁分泌、神经内分泌。

（二）反馈

1. 负反馈　体温、下丘脑-垂体-靶腺轴系对相应激素的调节等。

2. 正反馈　排尿反射、血液凝固等。

【名师助记】

正、负反馈的比较见表1-8。

表 1-8 正、负反馈的比较

比较要点	负反馈	正反馈
比例	大多数情况下的控制机制	少数情况下的控制机制
定义	反馈信息与控制信息作用性质相反的反馈	反馈信息与控制信息作用性质相同的反馈
作用	起纠正、减弱控制信息的作用	起加强控制信息的作用
举例	减压反射、肺牵张反射、动脉压感受性反射、代谢增强时 O_2 及 CO_2 浓度的调节、甲状腺功能亢进时 TSH 分泌减少	排尿反射、排便反射、分娩过程、神经纤维膜上达到阈电位时 Na^+ 通道开放、血液凝固过程、胰蛋白酶原激活的过程

【仿真自测】

1. 下列生理过程中,属于负反馈调节的是
   A. 排尿反射　　B. 排便反射
   C. 血液凝固过程　　D. 减压反射
   E. 分娩过程
2. 下列生理过程中属于正反馈调节的是
   A. 减压反射
   B. 排尿反射
   C. 体温调节
   D. 血糖浓度的调节
   E. 甲状腺激素分泌的调节

[答案] 1. D 2. B

第二节　细胞的基本功能

【自测摸底】

1. 膜两侧电位倒转称为

A. 去极化　　B. 复极化

C. 超极化　　D. 反极化

E. 极化

2. 液态脂质双分子层上镶嵌的各种膜蛋白及糖链中,具有主动转运功能的是

A. 载体蛋白　　B. 通道蛋白

C. 泵蛋白　　D. 受体蛋白

E. G 蛋白

【名师精讲】

一、细胞膜的物质转运功能

1. 单纯扩散　脂溶性小分子物质由膜的高浓度侧向低浓度侧移动,如氧、二氧化碳等。

影响因素:①膜两侧物质的浓度差;②膜对该物质的通透性。

2. 易化扩散　非脂溶性物质在膜蛋白的帮助下,顺浓度差或电位差跨膜扩散。

(1) 经载体扩散:通过载体蛋白的构型改变完成物质转运,如葡萄糖、氨基酸等营养物质。

特点:①高特异性;②有饱和现象;③竞争性抑制。

(2) 经通道扩散:在通道蛋白(化学门控通道、电压门控通道、机械门控通道)的帮助下完成,如 Na^+、K^+、Cl^+、Ca^{2+}等离子。

特点:通道蛋白的开放和关闭控制着物质的转运。①特异性不高;②无饱和现象。

3. 主动转运　非脂溶性物质分子等从低浓度侧

移向高浓度侧(谁主动谁耗能),消耗 ATP,如钠泵、钙泵、质子泵等。

钠泵的意义:①造成膜内外 Na^+和 K^+的不均匀分布,建立浓度势能储备。②维持细胞的正常形态、胞质渗透压、体积;造成膜内高 K^+,为细胞代谢的必需条件。③是细胞产生电信号的基础。④钠泵活动造成的膜内外 Na^+浓度势能差是其他物质继发性主动转运的动力。

4. 膜泡运输 大分子物质(细菌、病毒、异物、脂类物质等)通过囊泡跨膜转运,耗能。基本形式有入胞(如巨噬细胞吞噬细菌)、出胞(神经轴突末梢分泌神经递质)。

二、细胞的兴奋性和生物电活动

兴奋性:可兴奋性组织、细胞对刺激发生反应的能力。

阈强度:引起组织、细胞发生反应(产生动作电位)的最小刺激强度。

(一)静息电位和动作电位及其产生原理

1. 静息电位 可兴奋细胞安静状态下存在于细胞膜内外的电位差。如膜外电位为 0,膜内电位多为 -10~-100mV。哺乳动物的肌肉和神经细胞的静息电位为-70~-90mV。

极化状态:细胞在安静状态下,膜两侧存在的内负外正状态。

超极化状态:静息电位数值向膜内负值加大的方向变化。

去极化:静息电位数值向膜内负值减小的方向变化。

反极化:膜内电位由负变正。

复极化:细胞去极化或反极化后,又恢复到原来的极化状态。

本质:静息状态下,细胞外 Na^+高于细胞内,细胞

内 K^+ 高于细胞外。膜对 K^+ 通透性大，对 Na^+ 通透性小，细胞内外 K^+ 有势能储备，K^+ 经细胞膜易化扩散，扩散到膜外的 K^+ 形成阻碍 K^+ 继续扩散的正电场力，形成接近 K^+ 的电化学平衡电位；改变细胞外 K^+ 浓度将影响静息电位值。

2. 动作电位 可兴奋细胞受到足够强的刺激，细胞膜在静息电位基础上发生迅速而短暂的可扩布的电位变化，称为动作电位，是细胞兴奋的标志。

(1) 动作电位的分期及特点见表 1-9。

表 1-9 动作电位的分期及特点

分期	特点
动作电位上升支	膜对 Na^+ 通透性增大，超过了对 K^+ 的通透性。Na^+ 向膜内易化扩散（Na^+ 内移）
锋电位	大多数被激活的 Na^+ 通道进入失活状态，不再开放
绝对不应期	Na^+ 通道处于完全失活状态
相对不应期	一部分失活的 Na^+ 通道开始恢复，一部分 Na^+ 通道仍处于失活状态
动作电位下降支	Na^+ 通道失活、K^+ 通道开放（K^+ 外流）
负后电位	复极时迅速外流的 K^+ 蓄积在膜外侧附近，暂时阻碍了 K^+ 的外流
正后电位	生电性钠泵作用的结果

(2) 动作电位的特点：①“全或无”现象。刺激强度一旦达到阈值，就会爆发动作电位。动作电位一旦产生，其幅度和形态不再随刺激的强度增大而增大和随传导距离的增大而衰减。②呈脉冲式发放。由于动作电位发生过程中绝对不应期的存在，故不会发生融合。

（二）膜两侧电荷分布状态与阈电位

1. 膜两侧电荷分布状态

（1）静息时，细胞膜内外两侧维持内负外正的稳定状态，称为极化。

（2）当细胞受刺激时，膜内电位向负值减小方向变化，称为去极化。

（3）若膜内电位数值向负值增大方向变化，称为超极化。

（4）当神经纤维受到阈刺激时，膜上 Na^+ 通道开放，Na^+ 内流，膜发生去极化反应，静息电位有所减小；当静息电位减小到某一临界数值时，膜对 Na^+ 的通透性突然增大，Na^+ 迅速内流，出现动作电位的上升相。这个临界点时的跨膜电位数值称为阈电位。

2. 阈电位　刺激能否引起组织兴奋，取决于刺激能否使该组织细胞膜电位由静息电位水平去极化达到某一临界值水平。

（三）兴奋在同一细胞上的传导及其特点

1. 兴奋的传导

（1）可兴奋细胞膜上的动作电位沿整个细胞膜传播，表现为兴奋在整个细胞上的传导。

（2）在有髓神经纤维上，动作电位跨过每段髓鞘而在相邻的郎飞结处相继出现，呈跳跃式传导，速度快。

2. 兴奋传导的特点　①双向性；②绝缘性；③安全性；④不衰减性；⑤相对不疲劳性；⑥对结构和功能完整的依赖性。

三、骨骼肌的收缩功能

骨骼肌兴奋-收缩耦联的结构基础是三联管，耦联因子是 Ca^{2+}。

1. 肌细胞膜动作电位通过横管（T 管）系统传至肌细胞深处。

2. 在三联管结构处进行信息传递和转换，T 管膜上特定蛋白质活化，激活肌质网终末池膜上的 Ca^{2+} 释放通道。

3. 肌质网（即纵管系统）释放 Ca^{2+}，与细肌丝上的肌钙蛋白结合，使肌节缩短，肌细胞收缩。

4. 动作电位终止后，肌质网钙泵可回收和再蓄积 Ca^{2+}，当肌质网中 Ca^{2+} 浓度降低时，粗细肌丝回位，肌细胞舒张。

【名师助记】

细胞的生物电现象要点：

静息动作两状态，刺激阈值状态改。

静息就像电容器，内负外正平衡体。

极正反极归息极，动作电位需刺激。

达到阈值必要的，全无传播要牢记。

解释："内负外正平衡体"，指细胞膜内部是负电荷，外面是正电荷，且达到平衡态。

"极正反极归息极"，指去极化至零电位后膜电位进一步变为正值称为反极化，细胞膜去极化后再向静息电位方向恢复称为复极化。

"全无"指全或无现象，"传播"指动作电位的另一主要特征。

【仿真自测】

1. 神经-肌肉接头信息传递的主要方式是
   A. 化学性突触传递
   B. 局部电流
   C. 非典型化学性突触传递
   D. 非突触性传递
   E. 电传递

［答案］1. A

2. 下列关于 Na^+泵功能的叙述正确的是
   A. 将细胞内 K^+转运出去
   B. 将细胞外 Na^+转运入细胞
   C. 转运等量的 Na^+和 K^+
   D. 维持细胞内外的 Na^+、K^+离子浓度梯度
   E. 活动增强导致细胞膜发生去极化反应

第三节 血 液

【自测摸底】

1. 形成血浆胶体渗透压的主要物质是
   A. 球蛋白　　B. 白蛋白
   C. 氯化钠　　D. 纤维蛋白原
   E. 凝血酶原复合物
2. 血沉加快的主要原因是
   A. 血细胞比容增大　　B. 血小板数量增多
   C. 血浆球蛋白增多　　D. 血糖浓度增高
   E. 血浆白蛋白增多

【名师精讲】

一、血液的组成与特征

（　）血液的组成（血浆、血细胞）

1. 血浆

（1）组成:水(90%)、晶体物(氯化钠等小分子物质)、胶体物(蛋白质等大分子物质)。

（2）血浆蛋白的功能:①运输、营养、缓冲 pH 系统等;②维持血浆胶体渗透压(白蛋白);③提高免疫

[答案] 2. D

力(球蛋白);④参与凝血(纤维蛋白原)。

2. 血细胞　红细胞、白细胞、血小板等。

(二)血液的理化特性

血浆渗透压:血浆中溶质吸引水分子的力量。

1. 晶体渗透压

(1) 组成:血浆中的小分子物质,如无机盐、葡萄糖、尿素等,其中 NaCl 是主要物质。

(2) 作用:维持细胞内外的水平衡,保持红细胞正常形态(晶体物质难以通过细胞膜)。

2. 胶体渗透压

(1) 组成:大分子物质,如血浆蛋白,其中白蛋白是主要物质。

(2) 作用:调节血管内外水平衡(胶体物质不易通过毛细血管壁)。

二、血细胞及其功能

(一)红细胞生理

1. 功能　携氧(血红蛋白)、缓冲血液中的酸碱物质(血红蛋白)。

2. 参考值　红细胞:男性为 $5.0\times10^{12}/L$,女性为 $4.2\times10^{12}/L$。血红蛋白:男性为 120~160g/L,女性为 110~150g/L。

(二)白细胞生理

1. 分类

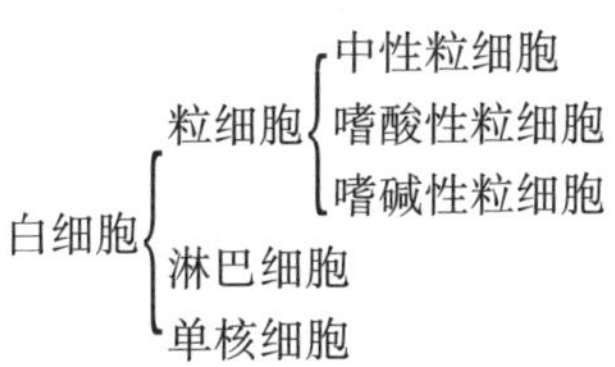

2. 参考值　正常成人白细胞总数为 $(4.0\sim10)\times10^{9}/L$。

3. 分类与功能 见表 1-10。

表 1-10 白细胞分类与功能

白细胞种类	百分比	主要功能
中性粒细胞	50%~70%	吞噬、水解细菌及坏死组织和衰老的红细胞
嗜酸性粒细胞	0.5%~5%	限制嗜碱性粒细胞和肥大细胞在速发型超敏反应中的作用;参与对蠕虫的免疫反应
嗜碱性粒细胞	0%~1%	参与超敏反应(Ⅰ型超敏反应)
单核细胞	3%~8%	吞噬作用和参与特异性免疫应答的诱导及调节
淋巴细胞	20%~40%	T 淋巴细胞参与细胞免疫,B 淋巴细胞参与体液免疫

(三)血小板生理

血小板由骨髓巨核细胞脱落的碎片形成,无核。参考值为(100~300)×10^9/L,生存期为 7~14 天。当血管破损时,血小板立即黏附到破损的部位,形成止血栓子。

三、血型

ABO 血型系统抗原和抗体的关系见表 1-11。

表 1-11 ABO 血型系统抗原和抗体的关系

表现型(血型)	遗传基因型	细胞膜抗原	血浆抗体
A	AA、AO	A	抗 B
B	BB、BO	B	抗 A
AB	AB	A、B	—
O	OO	—	抗 A、抗 B

【仿真自测】

1. 合成血红蛋白的重要原料是
   A. 叶酸　　B. 叶酸和铁
   C. 维生素 B_{12}　　D. 蛋白质和铁
   E. 维生素 B_{12} 和铁
2. A 型血人的红细胞与 B 型血人的血清相遇时，红细胞发生的变化是
   A. 聚集　　B. 黏着
   C. 叠连　　D. 凝集
   E. 凝固

第四节　血 液 循 环

【自测摸底】

1. 心动周期中，左心室内压力升高速率最快的时相为
   A. 心房收缩期　　B. 等容收缩相
   C. 快速射血相　　D. 减慢射血相
   E. 快速充盈相
2. 心动周期中，心室血液充盈的主要原因是
   A. 血液的重力作用
   B. 心房收缩的挤压作用
   C. 胸膜腔内负压
   D. 心室舒张的抽吸
   E. 骨骼肌的挤压

［答案］1. D　2. D

【名师精讲】

一、心脏生理

（一）心动周期和心率

心动周期是指心脏一次收缩和舒张构成的一个机械活动周期。心房与心室的心动周期均包括收缩期和舒张期。由于心室在心脏泵血活动中起主要作用，故通常所说的心动周期是指心室的活动周期。

每分钟内心动周期重复发生的次数为心率。成人心率平均为 75 次/min，每个心动周期持续约 0.8 秒。

（二）心脏泵血过程中心室容积、压力及瓣膜的启闭和血流方向的变化

1. 心脏泵血的过程和机制　见表 1-12。

表 1-12　心动周期各时相的特点

时相	压力关系	房室瓣	动脉瓣	心室容积变化	血流方向
等容收缩期	$Pa<Pv<P_A$	关	关	无变化	无
快速射血期	$Pa<Pv>P_A$	关	开	迅速减少	心室到动脉
减慢射血期	$Pa<Pv<P_A$	关	开	缓慢减少	心室到动脉
等容舒张期	$Pa<Pv<P_A$	关	关	无变化	无
快速充盈期	$Pa>Pv<P_A$	开	关	迅速增加	心房到心室
减慢充盈期	$Pa>Pv<P_A$	开	关	缓慢增加	心房到心室
心房收缩期	$Pa>Pv<P_A$	开	关	继续增加	心房到心室

注：Pa，房内压；Pv，室内压；P_A，动脉压。

2. 心音

（1）第一心音：是心室收缩房室瓣关闭引起的振动，是心室开始收缩的标志。

（2）第二心音；是心室舒张动脉瓣关闭引起的振动，是心室开始舒张的标志。

（三）心输出量及其影响因素

1. 每搏输出量　一次心搏由一侧心室射出的血液量，简称搏出量。

2. 每分输出量　每分钟由一侧心室输出的血量，也称心输出量、心排血量，等于心率与搏出量的乘积。心输出量与机体新陈代谢水平相适应，可因性别、年龄及其他生理情况而不同。

3. 射血分数　搏出量占心室舒张末期容积的百分比。安静状态下，健康成人的射血分数为55%~65%。正常情况下，搏出量始终与心室舒张末期容积相适应，即当心室舒张末期容积增大时，搏出量也相应增加，射血分数基本不变，但在心室异常扩大、心功能减退的情况下，搏出量可能与正常人没有明显差别，其射血分数却明显下降。

4. 心指数　每平方米体表面积的心输出量称为心指数。安静和空腹状态下的心指数称为静息心指数。我国中等身材成人（体表面积为1.6~1.7m^2）的静息心指数为3.0~3.5L/（min·m^2）。心指数是比较不同个体间心功能时常用的评定指标。

5. 心脏做功量　心室一次收缩所做的功称为每搏功，简称搏功，可用搏出的血液所增加的动能和压强能来表示。每搏功的单位为焦耳（J）。每搏功乘以心率即为每分功，单位为J/min。

（四）心肌细胞的跨膜电位

心肌细胞分类：①普通心肌细胞，包括心房肌细胞和心室肌细胞，又称工作细胞；②特殊分化的心肌细胞，组成心脏的特殊传导系统，主要包括窦房结起搏细胞（P细胞）和浦肯野细胞等自律细胞。

心室肌细胞和窦房结细胞动作电位各时期的形成机制见表1-13。

1. 工作细胞　心室肌细胞的静息电位约为-90mV，由K^+外流引起。心室肌的动作电位分为0、1、2、3、4共五个时期。

表 1-13 心室肌细胞和窦房结细胞动作电位各时期的形成机制

时期	动作电位形成机制	
	心室肌细胞	窦房结细胞
0 期(去极化过程)	快 Na^+ 通道开放,Na^+ 内流增加	Ca^{2+} 缓慢内流
1 期(快速复极初期)	快 Na^+ 通道关闭,一过性 K^+ 外流(I_{to})增加	无
2 期(平台期)	Ca^{2+} 内流、少量 Na^+ 负载、K^+ 外流	无
3 期(快速复极末期)	Ca^{2+} 内流停止,K^+ 外流增多	K^+ 外流超过 Ca^{2+} 内流
4 期(静息/自动去极化)	钠泵将 Na^+ 排出细胞外,摄入 K^+; Na^+-Ca^{2+} 交换体将 Ca^{2+} 排出细胞外; 钙泵将少量 Ca^{2+} 排出细胞外	K^+ 外流逐渐减少(主要原因); Na^+、Ca^{2+} 内流逐渐增加

2. 自律细胞 分布于心脏特殊传导系统,其中典型的窦房结 P 细胞属慢反应自律细胞,浦肯野纤维的细胞属快反应自律细胞。

(五)心肌的生理特性

心肌组织具有兴奋性、自律性、传导性和收缩性。

心室肌细胞兴奋性的周期性变化见表 1-14。

(六)正常心电图的波形及生理意义

1. P 波 反映左、右两心房的去极化过程。

2. QRS 波群 反映左、右两心室去极化过程的电位变化。

3. T 波 反映心室复极过程中的电位变化。

表 1-14　心室肌细胞兴奋性的周期性变化

分期	电位区间	特点
绝对不应期	0 期→3 期复极到-55mV	任何刺激不能产生动作电位;无兴奋性
局部反应期	-55～-60mV	强刺激可引起局部电位,不能产生动作电位;兴奋性极低
相对不应期	-60～-80mV	阈上刺激能产生动作电位;兴奋性低于正常
超常期	-80～-90mV	阈下刺激能产生动作电位;兴奋性高于正常

4. QT 间期　指从 QRS 波起点到 T 波终点的时程,代表心室开始兴奋去极化至完全复极化所经历的时间。

二、血管生理

(一) 动脉血压

1. 动脉血压　是指血管内的血液对单位面积血管壁的侧压力。动脉血压在心室收缩期达到最高值,称为收缩压,正常值为 13.3～16.0kPa(100～120mmHg);在心室舒末期动脉达到最低值,称为舒张压,正常值为 8.0～10.6kPa(60～80mmHg)。

2. 脉压　收缩压和舒张压的差值称为脉搏压,简称脉压,正常值为 4.0～5.3kPa(30～40mmHg)。

3. 平均动脉压　一个心动周期中每一瞬间动脉血压的平均值约等于舒张压加 1/3 脉压,正常值为 13.3kPa(100mmHg)。

4. 影响动脉血压的因素

(1) 搏出量:搏出量对于收缩压的影响强于对舒张压的影响。

(2) 心率:心率加快时,舒张期缩短,短时间内通过小动脉流出的血液也减少,故心室舒张期末在主动脉内存留下的血液量就较多,以致舒张压升高,脉压减小。

(3)外周阻力:外周阻力加大,动脉血压升高。

(4)大动脉管壁的弹性:在老年人血管硬化时,大动脉弹性减退,因而使收缩压升高,舒张压降低,脉压增大。由于老年人小动脉常同时硬化,以致外周阻力增大,使舒张压也常常升高。

(二)静脉血压

1. 中心静脉压 正常值为4~12cmH_2O。

2. 静脉回心血量及其影响因素 单位时间内的静脉回心血量取决于外周静脉压和中心静脉压之差,以及静脉对血流的阻力。

(三)影响组织液生成与回流的因素

1. 毛细血管血压 毛细血管前阻力血管扩张时,毛细血管血压升高,有效滤过压增大。如血管收缩或静脉压升高时,可使组织液生成增加。

2. 血浆胶体渗透压 当血浆蛋白减少,如长期饥饿、肝病而使血浆蛋白减少或肾病引起蛋白尿(血浆蛋白丢失过多),可使血浆胶体渗透压降低,有效滤过压增大,组织液生成过多而回流减少,造成组织水肿。

3. 淋巴回流 由于约10%的组织液经淋巴管回流入血,故当淋巴液回流受阻(如丝虫病、肿瘤压迫等因素),则受阻部位远端组织发生水肿。

4. 毛细血管壁通透性 若毛细血管壁通透性异常增加,致使部分血浆蛋白漏出血管,使得血浆胶体渗透压降低,组织液胶体渗透压升高,其结果是有效滤过压增大,组织液生成增多,回流减少,引起局部水肿。

三、心血管活动的调节

(一)神经调节

1. 心血管神经支配

(1)心交感神经及其作用:心交感神经节后神经元的轴突组成心神经丛,支配心脏各个部分,包括窦房结、房室交界、房室束、心房肌和心室肌。

心交感神经节后纤维末梢释放的递质为去甲肾上腺素，心房肌和心室肌收缩力加强，心率加快，房室交界传导加快。这些效应分别称为正性变力、变时和变传导作用。

（2）心迷走神经及其作用：心迷走神经节前和节后纤维都以乙酰胆碱（ACh）为递质。节后纤维支配窦房结、心房肌、房室交界、房室束及其分支。心迷走神经节后纤维释放的ACh作用于心肌细胞膜上的M型胆碱受体（简称M受体），可导致心房肌收缩力减弱，心率减慢，房室传导速度减慢，即具有负性变力、变时和变传导作用。此外，还能使心房肌不应期缩短。

（3）交感缩血管神经及其作用：其节前神经元位于脊髓胸、腰段的中间外侧柱内，节后神经元位于椎旁和椎前神经节内，末梢释放的递质为去甲肾上腺素。血管平滑肌细胞膜上有α和β两类肾上腺素受体，去甲肾上腺素与α受体结合后，可引起平滑肌收缩；与β受体结合，则导致平滑肌舒张。

2. 压力感受性反射　压力感受性反射是动脉压力感受器感受血压变化后引起的心血管反射，特别是动脉血压升高可引起血压回降，亦称降压反射。

（二）体液调节

1. 肾素-血管紧张素系统（RAS）　肾脏近球细胞合成和分泌肾素，经肾静脉进入血液循环，使血浆中的血管紧张素原转变为血管紧张素Ⅰ，再在血管紧张素转换酶（ACE）作用下转变为血管紧张素Ⅱ，还可在氨基肽酶作用下转变为血管紧张素Ⅲ。

血管紧张素Ⅱ作用最重要：直接促进全身微血管收缩，使血压升高，也可促进静脉收缩，使回心血量增加；使交感神经末梢释放递质增多；使外周血管阻力增大，血压升高；刺激肾上腺产生醛固酮，促进肾小管对Na^+的重吸收，使细胞外液量增加。

2. 肾上腺素和去甲肾上腺素　二者的异同见表1-15。

表 1-15 肾上腺素和去甲肾上腺素的异同点

比较		去甲肾上腺素	肾上腺素
相同点		都属于肾上腺素受体激动药，与肾上腺素受体结合后可激动受体，产生肾上腺素样作用，兴奋心脏。这类药都不能口服，都易产生快速耐受性	
不同点	主要肾上腺素受体亚型	α	α、β
	作用	血管：使血管收缩。 心脏（较弱激动 β_1 受体）：使心肌收缩力加强，心率加快，传导加速，心输出量增加。 血压：小剂量时，脉压加大；大剂量时，脉压变小	心脏：加强心肌收缩力，加速传导，加快心率，提高心肌兴奋性，增加心输出量。 血管：激动 α 受体时，血管收缩；激动 β_2 受体时，血管舒张。 血压：皮下注射或低浓度静脉滴注时，脉压增大；大剂量静脉注射时，收缩压和舒张压都升高。 平滑肌：舒张。 代谢：升高血糖

【名师助记】

1. 在等容收缩期和等容舒张期,室内压上升和下降速度最快。快速射血期末心室内压达最高值。

2. 心肌兴奋性周期变化的特点是有效不应期特别长,相当于心室整个收缩期和舒张早期,使心肌不发生强直收缩,保证心肌收缩与舒张交替的节律性活动,对心脏泵血功能具有重要意义。

【仿真自测】

1. 心动周期中,左心室内压力升高速率最快的时相在
   A. 心房收缩期　B. 等容收缩期
   C. 快速射血期　D. 减慢射血期
   E. 快速充盈期
2. 心动周期是指
   A. 心脏机械活动周期　B. 心脏生物电活动周期
   C. 心音活动周期　D. 心率变化周期
   E. 室内压变化周期

第五节　呼　　吸

【自测摸底】

1. 肺内压等于大气压的时相是
   A. 吸气初和呼气初　B. 吸气末和呼气末
   C. 吸气末和呼气初　D. 呼气末和吸气初
   E. 呼气初和呼气末
2. 下列情况中可使氧解离曲线右移的是
   A. pH 升高　B. 血液温度降低
   C. 2,3-DPG 减少　D. PCO_2 升高
   E. PCO_2 下降

［答案］1. B　2. A

【名师精讲】

机体与外界环境之间的气体交换过程称为呼吸。呼吸有三个环节，即外呼吸（肺通气和肺换气）、气体在血液中的运输、内呼吸（组织换气）。

一、肺通气的原理

（一）肺通气

肺通气是指肺与外界环境之间的气体交换过程。

1. 肺通气的动力 呼吸运动（原动力）→肺内压与和大气压之间的压力差（直接动力）。

（1）平静呼吸时，吸气是主动过程，呼气是被动过程；用力呼吸时，吸气、呼气时都是主动过程。

（2）在平静呼吸时，无论吸气或呼气，胸膜腔内压均为负压。

（3）吸气时，肺内压（肺泡内的压力）低于大气压；呼气时，肺内压高于大气压；吸气末和呼气末，肺内压等于大气压。

2. 肺通气的阻力 分为弹性阻力（70%）和非弹性阻力（30%）。肺弹性阻力来自肺组织本身的弹性回缩力和肺泡内表面液体层的表面张力。

（二）肺活量与用力呼气量

1. 肺活量 尽最大能力吸气后，从肺内所能呼出的最大气体量，是潮气量、补吸气量和补呼气量之和。正常成年男性的肺活量平均为 3 500ml，女性为 2 500ml。

2. 用力呼气量（FEV） 一次尽最大能力吸气后，尽力尽快呼气，在特定时间内所能呼出的气体量。通常以测量第 1、2、3 秒末的 FEV，并以其占用力肺活量（FVC）的百分数（FEV/FVC）来评价肺通气功能。

（三）肺通气量与肺泡通气量

1. 肺通气量 指每分钟吸入或呼出的气体总量，等于潮气量×呼吸频率，平静呼吸时为 6~9L/min。

2. 肺泡通气量　是每分钟吸入肺泡的新鲜空气量，等于（潮气量－无效腔气量）×呼吸频率，约为5.6L/min。

二、呼吸气体的交换与运输

（一）肺换气

影响肺换气的因素见表1-16。

表1-16　影响肺换气的因素

影响因素	特点
呼吸膜的厚度和面积	肺换气效率与面积成正比，与厚度成反比
气体分子的分子量	肺换气与分子量的平方根成反比
溶解度	肺换气与气体分子的溶解度、气体的分压差成正比
通气与血流比值（$\dot{V}_A/\dot{Q}$）	指每分钟肺泡通气量与每分钟肺血流量的比值。正常值为0.84。肺尖部的$\dot{V}_A/\dot{Q}$最大，可高达2.5。肺底部的$\dot{V}_A/\dot{Q}$最小，可低至0.6。增大或减小都不利于气体交换

（二）组织换气

流经全身组织的动脉血经气体交换转变为混合静脉血。组织换气的机制和影响因素与肺换气相似。

三、氧和二氧化碳在血液中运输的主要形式

（一）氧的运输

1. 血红蛋白与氧的运输　O_2主要以氧合血红蛋白（HbO_2）的形式在血液中运输。

2. 血氧指数

（1）氧容量：100ml血液中，血红蛋白所能结合的最大O_2量。

（2）氧含量：100ml 血液中，血红蛋白实际结合的 O_2 量。

（3）血氧饱和度：血红蛋白氧含量和氧容量的百分比。

（二）二氧化碳的运输

CO_2 在血液中主要以碳酸氢盐（88%）和氨基甲酰 Hb（7%）的形式运输，以物理溶解形式运输的 CO_2 占 5%。

（三）氧解离曲线

1. 氧解离曲线　是表示 PO_2 与 Hb 氧饱和度关系的曲线，反映 O_2 与 Hb 的亲和力（表 1-17）。曲线呈“S”形，与 Hb 的变构效应有关。

表 1-17　氧解离曲线的特点

分段	氧分压/mmHg	反映情况
上段	60~100	反映在肺泡中 O_2 与 Hb 结合的情况。这段曲线比较平坦，表明在这个范围内 PO_2 的变化对 Hb 氧饱和度影响不大
中段	40~60mmHg	反映平静呼吸组织内气体交换时，HbO_2 释放 O_2 的情况。由于曲线较陡，PO_2 轻微下降就有较多 O_2 释放
下段	15~40mmHg	反映 Hb 与 O_2 解离的部分。当机体做剧烈运动细胞代谢加强时，细胞 PO_2 进一步下降，动脉血流经组织后，其 PO_2 会进一步下降至 15mmHg，反映血液在组织间释放氧能力的储备情况。由于曲线比中段更陡，此时 PO_2 轻微下降，就可引起大量 O_2 释放

2. 影响氧解离曲线的因素　①氧解离曲线右移，代表 Hb 对 O_2 亲和力下降，有利于 HbO_2 中 O_2 的释放；PCO_2 升高、pH 下降、温度升高、2,3-DPG 浓度升高都会导致曲线右移。②氧解离曲线左移，代表 Hb 对 O_2 亲和力升高，有利于 Hb 与 O_2 结合。

四、呼吸运动的调节

外周化学感受器位于颈动脉体和主动脉体。动脉血中 PCO_2、H^+浓度增加及 PO_2 降低均可刺激导致呼吸加深。

【名师助记】

血红蛋白氧运输，容量含量饱和度。

右移降，左移高，氧离曲线是坐标。

右移放，左移吸，氧离曲线有表示。

解释："右移降，左移高"，指氧解离曲线右移，代表 Hb 对 O_2 亲和力下降，有利于 HbO_2 中 O_2 的释放；氧解离曲线左移，代表 Hb 对 O_2 亲和力升高，有利于 Hb 与 O_2 的结合。

【仿真自测】

1. 哮喘发作时，下列肺通气功能指标中下降最明显的是

   A. 功能余气量　　B. 肺活量

   C. 用力肺活量　　D. 补呼气量

   E. 补吸气量

2. 临床上用于判断肺通气功能的较好指标是

   A. 补吸气量/用力肺活量

   B. 潮气量/肺活量

   C. 无效腔量/潮气量

   D. 用力呼气量/用力肺活量

   E. 潮气量/功能余气量

[答案] 1. C　2. D

第六节 消化和吸收

【自测摸底】

胃酸进入十二指肠后反馈抑制胃液分泌涉及的激素是

A. 胃动素　　B. 胰泌素
C. 胆汁　　D. 促胰液素
E. 抑胃肽

【名师精讲】

一、胃内消化

（一）胃液的性质、主要成分及其作用

1. 性质　无色、酸性（pH 0.9~1.5）液体。正常成人日分泌量为1.5~2.5L。

2. 主要成分及其作用　水、盐酸、胃蛋白酶、黏液、HCO_3^-和内因子。

（1）盐酸：由壁细胞分泌。主要作用：①激活胃蛋白酶原成为胃蛋白酶，并为胃蛋白酶提供适宜的酸性环境；②分解食物中的结缔组织和肌纤维，使蛋白质变性，易于被消化；③杀菌；④与铁、钙结合，形成可溶性盐，促进吸收；⑤胃酸进入小肠可促进胰液、胆汁的分泌。

（2）胃蛋白酶原：由主细胞分泌。最适pH为2~3。

（3）黏液和HCO_3^-：形成黏液-碳酸氢盐屏障。

（4）内因子：由壁细胞分泌。能与维生素B_{12}结合。

（二）胃的运动形式

1. 胃的紧张性收缩　意义：①使胃保持一定的形状和位置；②使胃内保持一定压力；③也是其他运动形

式的基础。

2. 胃的容受性舒张　食物刺激口腔、咽、食管等处感受器，通过迷走-迷走反射引起胃底和胃体平滑肌舒张，利于胃容纳食物。

3. 胃的蠕动　意义：①使食物与胃液充分混合，以利于食物的化学性消化；②搅拌和粉碎食物，以利于食物的机械性消化；③当幽门开放时，少量食糜被排入十二指肠，即胃排空。

二、小肠内消化

（一）胰液及其分泌的调节

1. 胰液的性质、主要成分及其作用

（1）性质：胰液为无色、碱性液体，为等渗液，pH约为8.0，日分泌量为1.5L。

（2）主要成分及其作用：胰液的主要成分有水、无机物（包括 Na^+、K^+、Cl^-、HCO_3^-）等离子（由小导管细胞分泌）以及有机物（腺泡细胞分泌胰酶）。

1）HCO_3^-：中和进入十二指肠的胃酸。

2）多种消化酶：包括胰淀粉酶、胰脂肪酶、辅脂酶、胰蛋白酶原、糜蛋白酶原、羧基肽酶原、核糖核酸酶原和脱氧核糖核酸酶原等。胰淀粉酶和胰脂肪酶分泌时即有活性。甘油三酯水解酶可水解中性脂肪为脂肪酸、甘油一酯及甘油，适宜pH为8.0，但需辅酯酶存在才能充分发挥作用。胆固醇水解酶水解胆固醇酯变成胆固醇和脂肪酸。

2. 胰液分泌的调节

（1）神经调节：与胃液分泌的情况相同。

（2）体液调节：受促胰液素和缩胆囊素（促胰酶分泌）的调节。

（二）胆汁及其分泌和排出的调节

1. 胆汁的性质、主要成分及其作用

（1）性质：胆汁呈金黄色，pH为7.8~8.6，日分泌量为600~1 200ml，在胆囊中被吸收呈中性或弱碱性(pH 7.0~7.4)。

(2) 主要成分的作用：胆汁中水占97%，还含有胆盐、磷脂、胆固醇、胆色素等有机物及Na^+、Cl^-、K^+、HCO_3^-等无机物，不含消化酶(表1-18)。弱碱性的胆汁可中和进入十二指肠的胃酸。胆汁可帮助和促进脂肪及脂溶性维生素的吸收。

表1-18 胆汁的主要成分及其作用

成分	作用
胆盐	胆盐对脂肪起乳化作用，通过与脂类形成微胶粒帮助脂肪酸、胆固醇及其他脂类的吸收
磷脂	主要为卵磷脂，占胆汁固体成分的30%~40%，是双嗜性分子，因此有乳化脂肪的作用
胆固醇	是体内脂肪代谢产物之一，占胆汁固体成分的4%，不溶于水而溶于微胶粒的内部。胆汁中的胆固醇含量与胆固醇摄入有关，故高脂饮食较易发生胆结石
胆色素	占胆汁成分的2%。若血浆中结合或游离胆红素浓度过高，可使皮肤、黏膜及巩膜变黄，称为黄疸

2. 胆汁分泌和排出的调节 食物是刺激胆汁分泌和排出的自然因素，按其刺激作用的强弱依次为高蛋白、高脂肪、混合性和糖类食物。胆汁分泌和排出受神经及体液因素的双重调节，以体液调节为主。

(三) 小肠的运动及其调节

1. 小肠的运动 ①紧张性收缩；②分节运动(小肠特有)；③蠕动。

2. 小肠运动的调节 主要受肌间神经丛调节。

三、吸收

(一) 小肠是吸收的主要部位

1. 小肠有利于吸收的条件 ①吸收面积大；②血

管和淋巴管丰富；③食物已被充分消化；④吸收时间长。

2. 小肠吸收的途径 主要经跨细胞途径和细胞旁途径通过肠上皮细胞层进入组织间隙，然后进入血液和淋巴而被吸收。

（二）食物中各主要成分的吸收

1. 水 水的吸收是被动的，绝大部分在小肠内被吸收。

2. 无机盐

（1）钠：小肠黏膜对钠的吸收属于主动转运过程。

（2）铁：主动过程，吸收部位主要在小肠上部。

（3）钙：十二指肠是跨上皮细胞主动吸收钙的主要部位。

3. 糖 单糖的吸收途径是血液，主要部位是小肠。半乳糖和葡萄糖的吸收速率最高，果糖次之，甘露糖最低。

4. 蛋白质 氨基酸的吸收途径是血液，主要部位是小肠。

5. 脂肪混合微胶粒 脂肪的吸收以淋巴途径为主，主要部位是小肠。

6. 胆固醇 经淋巴途径而被吸收，主要部位是小肠上部。

7. 维生素 大部分维生素在小肠上段被吸收，维生素 B_{12} 在回肠末端被吸收。

四、消化器官活动的调节

（一）交感和副交感神经对消化活动的主要作用

1. 交感神经 交感神经从脊髓胸腰段侧角发出，经交感神经的椎旁节、椎前节换元后，节后纤维分布至胃、肠、胆囊、唾液腺、胰腺和肝等。交感神经兴奋时，能抑制胃肠道活动，使消化腺的分泌减少，但却使回盲括约肌、肛门内括约肌紧张性加强。

2. 副交感神经　副交感神经通过迷走神经和盆神经支配胃肠，到达胃肠的纤维都是节前纤维，在壁内神经丛换元后，节后纤维支配胃肠平滑肌、腺细胞等。副交感神经兴奋时，使消化管运动加强、胆囊收缩、括约肌舒张、消化腺分泌增多。

（二）促胃液素对消化活动的主要作用

促胃液素可促进胃液分泌和胃的运动，同时可促进胰液和胆汁的分泌。

【名师助记】

1. 能使胰蛋白酶原转变为胰蛋白酶的物质　很多，如肠激酶、胃酸、胰蛋白酶本身，最重要的是肠激酶。

2. 小肠作为吸收主要部位的原因　①小肠黏膜绒毛内有丰富的毛细血管；②食物在小肠内停留的时间长；③食物在小肠内已被分解为小分子物质；④小肠黏膜表面积巨大。

3. 吸收铁的主要部位　小肠上部。

【仿真自测】

1. 小肠作为吸收主要部位的原因须除外
   A. 小肠黏膜绒毛内有丰富的毛细血管
   B. 小肠含有丰厚的平滑肌
   C. 食物在小肠内停留的时间长
   D. 食物在小肠内已被分解为小分子物质
   E. 小肠黏膜表面积巨大
2. 吸收铁的主要部位是
   A. 胃底部　　B. 胃窦部
   C. 小肠上部　　D. 回肠
   E. 结肠

［答案］1. B　2. C

第七节　能量代谢和体温

【自测摸底】

体重指数(BMI)的正常范围是

A. 10~15　　B. 15~20　　C. 20~24

D. 25~30　　E. 30 以上

【名师精讲】

一、能量代谢

(一) 能量代谢及其影响因素

1. 能量代谢　指生物体内与物质代谢伴随发生的能量的释放、转移、储存和利用。

2. 机体可利用的能量形式　ATP 是人体组织细胞功能活动的直接供能物质,也是能量储存的重要形式。

3. 机体能量的来源和利用　糖类是人体所需能量的主要来源,占 50%~70%。脂肪在人体消耗的能源中占 30%~50%。蛋白质一般不用于提供能量,而是主要用于合成细胞的组分以实现组织自我更新,或合成酶和激素等生物活性物质。

4. 机体的能量平衡　我国成人 24<体重指数(BMI)<28 可视为超重,BMI>28 则可判定为肥胖。

(二) 基础代谢率

基础代谢率是指在基础状态下单位时间内的能量代谢。测定条件:清醒、静卧、未做肌肉活动、精神放松、食后 12~14 小时,室温 20~25℃。

二、体温

(一) 体温及其正常变动

1. 体温指机体深部的平均温度。临床上通常用直肠、口腔和腋窝等部位的温度来代表体温。

2. 人的体温相对稳定,波动一般不超过 1℃。生理情况下，体温有昼夜节律，并受到性别、年龄、肌肉活动、精神和情绪、进食等影响。

（二）体热平衡：产热和散热

1. 产热　人体的主要产热器官是肝（安静时）和骨骼肌（运动时）。

2. 散热　人体的主要散热部位是皮肤。

（1）辐射散热：是机体以热射线（红外线）的形式将热量传给外界较冷物质的一种散热方式。这种方式在机体安静状态下和在21℃的环境中占总散热量的比例较大，约为60%。

（2）传导散热：是机体的热量直接传给与它接触的较冷物体的一种散热方式。

（3）对流散热：是指通过气体流动来交换热量的一种方式，是传导散热的一种特殊形式。

（4）蒸发散热：当环境温度低于皮肤温度时，辐射、传导和对流为主要散热方式；当环境温度等于或高于皮肤温度时，蒸发将成为机体唯一有效的散热方式。

【仿真自测】

1. 测量基础代谢率时，正确的做法是
   A. 测量可在24小时内任何时刻进行
   B. 测量前一天晚上的饮食不受任何限制
   C. 受试者应处于失眠状态
   D. 受试者无精神紧张和肌肉活动
   E. 室温不限高低，但要求恒定不变
2. 每克营养物质供能最高的是
   A. 矿物质　　B. 蛋白质
   C. 膳食纤维　　D. 糖类
   E. 脂类

［答案］1. D　2. E

第八节 肾脏的排泄功能

【自测摸底】

1. 在肾小管葡萄糖重吸收的部位仅限于
   A. 近端小管　　B. 髓袢降支细段
   C. 髓袢升支细段　　D. 髓袢升支粗段
   E. 远曲小管
2. 饮大量清水后尿量增多的主要原因是
   A. 醛固酮分泌减少
   B. 肾小球滤过率减少
   C. 肾小球囊内压升高
   D. 血浆胶体渗透压升高
   E. 血管升压素分泌减少

【名师精讲】

一、尿量

成人正常尿量为1~2L/24h,平均约为1.5L/24h。24小时尿量持续超过2.5L称为多尿,少于400ml称为少尿,不足100ml则称为无尿或尿闭。

二、尿的生成过程

(一)肾小球滤过率和滤过分数

1. 肾小球滤过率(GFR)　指单位时间内(每分钟)两肾生成的超滤液量。正常成人GFR为125ml/min。

2. 滤过分数　为肾小球滤过率与肾血浆流量的比值。正常值约为19%。

GFR和滤过分数是评价肾功能的重要指标。

(二)肾小管和集合管的物质转运功能

肾小管和集合管对Na^+、Cl^-、水、K^+、HCO_3^-、H^+、NH_3和NH_4^+、葡萄糖与氨基酸的转运见表1-19。

表 1-19 肾小管和集合管对各物质转运的特点

物质	转运部位	转运机制	转运特点
Na^+	近端小管前半段	主动重吸收	Na^+-H^+交换体、Na^+-葡萄糖转运体、Na^+-氨基酸转运体
	髓袢升支粗段	主动重吸收	Na^+-K^+-$2Cl^-$同向转运体
	近端小管和集合管	主动重吸收	Na^+-Cl^-同向转运体
Cl^-	近端小管后半段	被动重吸收	经细胞旁路顺浓度梯度重吸收
	髓袢升支粗段	主动重吸收	与 Na^+同向转运体有关
	远曲小管和集合管	主动重吸收	与 Na^+同向转运体有关
水	近端小管	被动重吸收	经跨细胞和细胞旁两条途径重吸收
	髓袢降支细段	被动重吸收	
	远曲小管和集合管		水孔蛋白(AQP-2)

续表

物质	转运部位	转运机制	转运特点
K^+	髓袢升支粗段	主动重吸收	Na^+-K^+-$2Cl^-$同向转运体
	远曲小管和集合管	被动分泌	有K^+的重吸收，也有K^+的分泌（受醛固酮调节），K^+-Na^+交换、H^+-Na^+交换有竞争作用
HCO_3^-	近端小管、髓袢升支粗段	主动重吸收	CO_2扩散形式重吸收，伴有H^+的分泌
H^+	近端小管	主动分泌	Na^+-H^+交换体
	远曲小管和集合管	主动分泌	与HCO_3^-重吸收有关，靠两种H^+泵主动分泌
NH_3和NH_4^+	近端小管	主动分泌	Na^+-H^+交换体（NH_4^+）、单纯扩散（NH_3）
	集合管	被动分泌	单纯扩散（NH_3）
葡萄糖、氨基酸	近端小管	主动重吸收	Na^+-葡萄糖转运体、Na^+-氨基酸转运体

三、影响和调节尿生成的因素

(一)影响肾小球滤过的因素

肾小球滤过率的大小与滤过膜的面积与通透性、有效滤过压及肾血浆流量直接相关。

(二)影响肾小管重吸收的因素

小管液中溶质所形成的渗透压是对抗肾小管重吸收水分的力量。如果小管液溶质浓度升高,渗透压升高,就会妨碍肾小管尤其是近球小管对水的重吸收,使尿量增多。这种由小管液溶质浓度升高而引起尿量增多的现象称为渗透性利尿。

(三)血管升压素与醛固酮对尿生成的调节

1. 血管升压素　抗利尿激素也称血管升压素(VP),是由下丘脑视上核和室旁核神经元合成的肽类激素。抗利尿激素的作用主要是提高远曲小管和集合管上皮细胞对水的通透性,促进水的重吸收,使尿液浓缩,尿量减少,发挥抗利尿作用。此外,抗利尿激素也能增加髓袢升支粗段对 NaCl 的主动重吸收及内髓部集合管对尿素的通透性,提高髓质组织间液的渗透浓度,为尿液浓缩创造条件。

调节抗利尿激素分泌的主要因素是血浆晶体渗透压和循环血量。血浆晶体渗透压升高,可引起抗利尿激素分泌增多。由于大量饮清水引起晶体渗透压降低而尿量增多的现象,称为水利尿。

2. 醛固酮　醛固酮是肾上腺皮质球状带分泌的一种激素,可促进远曲小管和集合管主细胞重吸收 Na^+、排出 K^+,具有保 Na^+ 排 K^+ 的作用。

醛固酮的分泌主要受血管紧张素和血中 K^+、Na^+ 浓度的调节。

【仿真自测】

1. 肾小球滤过的葡萄糖被重吸收的部位是
   A. 近端小管　　B. 髓袢升支
   C. 髓袢降支　　D. 远曲小管
   E. 集合管
2. 下列关于 HCO_3^- 在近端小管重吸收的叙述正确的是
   A. 重吸收率约为 67%
   B. 以 HCO_3^- 的形式重吸收
   C. 与肾小管分泌 H^+ 相偶联
   D. 滞后于 H^+ 的重吸收
   E. 与 H^+ 的重吸收无关
3. 滤过分数是指
   A. 肾小球滤过率/肾血浆流量
   B. 肾血浆流量/肾血流量
   C. 肾血流量/肾血浆流量
   D. 肾小球滤过率/肾血流量
   E. 肾血流量/心输出量

第九节　神经系统的功能

【自测摸底】

1. 产生兴奋性突触后电位（EPSP）的主要机制是
   A. 突触前末梢递质释放增多
   B. 需由中间神经元中介
   C. 突触后膜 K^+ 电导降低
   D. 突触后膜 Na^+ 电导增加
   E. 突触后神经元受刺激而兴奋

［答案］1. A　2. C　3. A

2. 下列关于中枢兴奋传播特征的描述正确的是

A. 双向传布
B. 对内环境变化敏感
C. 不衰减传递
D. 不易疲劳
E. 兴奋节律不变

【名师精讲】

一、突触传递

（一）突触及其传递过程

突触指反射弧的传入神经元与中枢神经元之间、中枢内神经元与神经元之间，以及传出神经元与效应器细胞之间的连结部位。经典突触为化学性突触，其信息传递媒介为神经递质。突触由突触前膜、突触间隙和突触后膜三部分组成。当神经冲动抵达轴突末梢时，突触前膜发生去极化，导致电压门控 Ca^{2+} 通道开放，Ca^{2+} 进入突触前末梢内，促使一定数量的小泡与突触前膜接触融合，然后小泡与突触前膜粘合处出现破裂口，小泡内递质和其他内容物释放到突触间隙；进入突触间隙的神经递质作用于突触后膜上的特异性受体或化学门控通道，产生突触后电位。根据突触后膜发生去极化或超极化，可将突触后电位分为兴奋性和抑制性突触后电位两种。

（二）兴奋性和抑制性突触后电位

1. 兴奋性突触后电位　突触后膜在递质作用下发生去极化，使该突触后神经元的兴奋性升高，这种电位变化称为兴奋性突触后电位（EPSP）。EPSP 的形成机制是兴奋性递质作用于突触后膜的相应受体，使配体门控通道开放，因此后膜 Na^+ 和 K^+ 的通透性增大。由于 Na^+ 的内流大于 K^+ 的外流，导致细胞膜的局部去极化（为一种局部兴奋）。

2. 抑制性突触后电位　突触后膜在递质作用下发生超极化，使该突触后神经元的兴奋下降，这种电位变化称为抑制性突触后电位(IPSP)。其产生机制为抑制性递质作用于突触后膜,使后膜上的配体门控 Cl^- 通道开放,引起 Cl^- 内流,突触后膜发生超极化。此外,IPSP 的形成还可能与突触后膜 K^+ 通道的开放或 Na^+、Ca^{2+} 通道的关闭有关。

(三) 中枢兴奋传播的特征

①单向传播;②中枢延搁;③兴奋的总和;④兴奋节律的改变;⑤后发放;⑥对内环境变化的敏感性和易疲劳性。

二、神经系统的感觉功能

(一) 感觉传入通路

感觉冲动大部分经脊神经后根进入脊髓(经脑神经传入中枢的除外),沿各自上行通路到达丘脑,再经投射系统向大脑皮质投射。投射系统可分为特异投射系统和非特异投射系统,二者的比较见表 1-20。

表 1-20 特异投射系统和非特异投射系统的比较

比较要点	特异投射系统	非特异投射系统
定义	丘脑特异感觉接替核及其投射至大脑皮质的神经通路	丘脑非特异性投射核及其投射至大脑皮质的神经通路
投射细胞群	丘脑的第一、二类细胞群	丘脑的第三类细胞群
投射范围	投向大脑皮质的特定区域	投向大脑皮质的广泛区域
投射方式	点对点投射	弥散投射(不具备点对点投射关系)
传导的冲动	特异性感觉	各种不同感觉的共同上传途径
功能	引起特定感觉,激发大脑皮质发出神经冲动	本身不能单独激发大脑皮质神经元放电,主要是维持和改变大脑皮质兴奋状态

（二）痛觉（躯体痛和内脏痛）

1. 躯体痛 包括体表痛和深部痛。

2. 内脏痛 常由机械性牵拉、痉挛、缺血和炎症等刺激所致。特点：①定位不准确；②发生缓慢，持续时间较长；③中空内脏器官（如胃、肠、胆囊和胆管等）壁上的感受器对扩张性或牵拉性刺激十分敏感，而对切割、烧灼等通常易引起皮肤痛的刺激不敏感；④特别能引起不愉快的情绪活动。

三、神经系统对躯体运动的调节

（一）骨骼肌牵张反射及其类型

外力牵拉有神经支配的骨骼肌使其伸长时，能反射性地引起受牵拉肌肉的收缩，称为牵张反射。牵张反射分为肌紧张和腱反射两种类型。

肌紧张是指缓慢持续牵拉肌肉时发生的牵张反射，表现为被牵拉肌肉发生微弱而持续的收缩状态，以对抗牵拉、阻止拉长。肌紧张是维持躯体姿势最基本的反射活动，是姿势反射的基础。

腱反射是指快速牵拉肌腱时发生的牵张反射，表现为被牵拉肌肉快速而明显的缩短。如叩击股四头肌肌腱产生的膝跳反射。检查不同部位的腱反射有助于了解神经系统的功能和临床诊断。

（二）基底核和小脑对躯体运动的调节功能

1. 基底核具有重要的躯体运动调节功能，它与随意运动的产生和稳定、肌紧张的调节、本体感受器传入冲动信息的处理都有关系。

2. 小脑主要在运动进行过程中起作用。小脑对于维持姿势、调节肌紧张、协调随意运动均有重要作用。

小脑分为三个功能区，各自的功能见表1-21。

表 1-21　小脑的运动调节

功能部分	主要功能	主要组成	伤后表现
前庭小脑	控制躯体平衡和眼球运动	绒球小结叶	站立不稳、步态蹒跚、位置性眼球震颤
脊髓小脑	协调大脑皮质对随意运动的控制	小脑蚓部和中间部	运动变得笨拙、小脑共济失调、意向性震颤
皮层小脑	参与随意运动的设计和程序编制，协调随意运动，形成精巧动作	小脑半球外侧部	小脑外侧损伤易出现运动起始的延缓和已形成的熟练动作缺失

四、神经系统对内脏功能的调节

（一）自主神经系统的主要递质、受体与功能

1. 外周递质及神经纤维分类　自主神经末梢释放的外周递质主要有乙酰胆碱和去甲肾上腺素两种，释放递质的纤维也相应分为胆碱能纤维和肾上腺素能纤维两类。

（1）乙酰胆碱：凡末梢以释放乙酰胆碱作为递质的神经纤维，称为胆碱能纤维。包括交感和副交感神经的节前纤维，副交感神经的节后纤维和支配汗腺、骨骼肌血管的小部分交感神经节后纤维，以及躯体运动神经末梢。

（2）去甲肾上腺素：凡末梢以释放去甲肾上腺素作为递质的神经纤维，称为肾上腺素能纤维。包括大部分交感神经的节后纤维。

2. 外周受体及其生理效应

（1）胆碱受体：能与乙酰胆碱结合而发挥生理效应的受体称为胆碱受体。按其分布和效应的不同又可

分为两类:毒蕈碱受体(M受体)和烟碱受体(N受体)。

1) M受体:广泛分布于胆碱能神经节后纤维所支配的效应器细胞膜上。乙酰胆碱与M受体结合后产生的效应称为毒蕈碱样作用(M样作用),如瞳孔括约肌、支气管和胃肠平滑肌、膀胱逼尿肌收缩,胃肠、胆管、膀胱的括约肌舒张,心活动抑制,消化腺、汗腺分泌,骨骼肌血管舒张等,主要是副交感神经兴奋为主的效应。阿托品是M受体拮抗剂。

2) N受体:分N_1和N_2受体。N_1受体分布于神经节突触后膜上,N_2受体分布于骨骼肌终板膜上。乙酰胆碱与N_1和N_2受体结合后,可产生兴奋性突触后电位和终板电位,导致节后神经元或骨骼肌兴奋。筒箭毒是N受体拮抗剂。

(2) 肾上腺素受体:能与去甲肾上腺素结合而发挥生理效应的受体称为肾上腺素受体,广泛分布于肾上腺素能神经纤维所支配的效应器细胞膜上。根据其效应不同可分为α受体和β受体,β受体又可分为β_1受体和β_2受体。

1) α受体:在外周主要分布于小血管平滑肌上,尤以皮肤、肾、胃肠血管最多。儿茶酚胺(以去甲肾上腺素最为敏感)与α受体结合后,主要产生兴奋效应,使扩瞳肌收缩,血管、子宫平滑肌收缩,但使小肠平滑肌舒张。酚妥拉明是α受体拮抗剂。

2) β受体:分布广泛。儿茶酚胺与β_1受体结合,引起心肌兴奋、脂肪分解代谢增强等兴奋效应;与β_2受体结合使冠状血管舒张,骨骼肌血管舒张,支气管、小肠和子宫平滑肌均舒张。普萘洛尔是β受体拮抗剂。

(二) 脑干和下丘脑的功能

1. 脑干的功能　脑干内具有许多重要的内脏活动中枢,许多基本生命活动,如血液循环、呼吸、消化等反射调节在延髓水平已初步完成,如果延髓受压迫或受损，心脏搏动和呼吸可立即停止，导致死亡，因此延髓有生命中枢之称。

2. 下丘脑的功能　①调节摄食行为；②调节水平衡；③调节体温；④调控情绪；⑤调节垂体内分泌功能；⑥调控生物节律。

五、脑的高级功能

条件反射是个体生活过程中，在非条件反射的基础上，由特定的条件刺激所引起的反射。条件反射也可通过实验训练而形成。条件反射是可以不断建立、不断消退、数量无限的后天获得行为。它具有极大的易变性、高度适应性，能有预见性地、准确地适应环境变化，提高机体对环境的适应能力，维持机体与环境之间的平衡。

【仿真自测】

1. 下列神经纤维中不属于胆碱能纤维的是
   A. 交感神经节前纤维
   B. 大多数交感神经节后纤维
   C. 副交感神经节前纤维
   D. 副交感神经节后纤维
   E. 躯体运动神经纤维
2. 下列关于神经肌肉接头兴奋传递特点的叙述错误的是
   A. 接头前膜释放的递质是 ACh
   B. 递质释放为量子式释放
   C. 接头后膜的受体是 N_1 受体
   D. 单向传递
   E. 兴奋传递是一对一的关系

［答案］1. B　2. C

第十节 内 分 泌

【自测摸底】

1. 严重的腺垂体功能减退症易发生低血糖主要是缺乏
   A. PRL 及 LH　　B. PRL 及 TSH
   C. PRL 及 ACTH　　D. GH 及 TSH
   E. GH 及 ACTH
2. 激素测定用于诊断内分泌疾病,其目的是
   A. 确定病变部位　　B. 确定病原
   C. 确定病因　　D. 了解内分泌功能
   E. 作出病理功能诊断

【名师精讲】

一、腺垂体激素

1. 生长激素的生理作用　促进生长,促进代谢(促进蛋白质合成、脂肪分解与氧化、血糖浓度提高)。

2. 生长激素分泌的调节

(1) 下丘脑 GHRH 和 GHIH 的双重调节。

(2) 反馈调节:血中 GH 对下丘脑和腺垂体可产生负反馈调节。GHRH 对其自身释放也有负反馈调节作用。

(3) 受睡眠的影响:GH 在非快眼动睡眠时分泌量多。

(4) 受代谢因素的影响:血糖降低可显著刺激 GH 分泌,血中氨基酸增多也可刺激其分泌;而血中游离脂肪酸增多则可抑制其分泌。

(5) 其他因素:运动、饥饿、应激刺激,以及甲状腺激素、雌激素与雄激素均能促进 GH 分泌。

二、甲状腺激素

1. 对代谢的影响

（1）产热效应。

（2）对物质代谢的影响：生理水平的甲状腺激素对蛋白质、糖、脂肪的合成和分解代谢有促进作用；大量的甲状腺激素则对分解代谢的促进作用更明显。

2. 对生长与发育的影响　主要促进脑与骨的发育与生长。

3. 影响器官系统功能。

三、肾上腺糖皮质激素

（一）生理作用

1. 对物质代谢的影响

（1）糖代谢：促进糖异生，对抗胰岛素作用。

（2）蛋白质代谢：促进肝外组织特别是骨骼肌蛋白质分解，加速氨基酸转移至肝，生成肝糖原；而在肝内却可加速 RNA 和蛋白质合成。

（3）脂肪代谢：促进脂肪分解和脂肪酸在肝内氧化，也促进甘油的糖异生。

2. 对水盐代谢的影响

（1）具有弱醛固酮作用（保钠排钾）。

（2）增加肾血浆流量而增加肾小球滤过率，还能抑制血管升压素的分泌，有利于肾排水。

3. 对机体整体和组织器官功能有广泛而复杂的影响。

4. 在应激反应中的作用　机体受到有害刺激时，血中 ACTH 和糖皮质激素水平显著升高。

（二）分泌调节

1. 下丘脑-腺垂体-肾上腺皮质轴调节系统　下丘脑分泌的 CRH 和 VP 促进腺垂体分泌 ACTH，分泌 CRH 的神经元又受脑内神经递质的调控。在下丘脑 CRH 和腺垂体 ACTH 节律性分泌的控制下，肾上腺糖皮质激素分泌有日周期节律,以清晨觉醒前最高。血中糖皮质激素浓度升高主要可反馈抑制腺垂体 ACTH 和下丘脑 CRH 的合成与释放。

2. 应激时的调节 应激时,ACTH 分泌的增加几乎完全受控于 CRH,并且上述轴系的负反馈调节被抑制甚至消失,致使血中 ACTH 和糖皮质激素浓度显著升高。

四、胰岛素

(一)生理作用

1. 调节物质代谢 降低血糖;促进脂肪合成并储存;促进蛋白质合成。

2. 调节能量平衡和促进生长。

(二)分泌调节

1. 血糖的负反馈调节最为重要。

2. 血中氨基酸和脂肪酸增加可刺激胰岛素分泌,以精氨酸和赖氨酸作用最强。

3. 多种胃肠激素能促进胰岛素分泌,其中以抑胃肽、胰高血糖样多肽的作用最为显著。

4. 胰岛受迷走神经与交感神经的双重支配。迷走神经兴奋可促进胰岛素分泌;交感神经兴奋可抑制胰岛素分泌。

五、调节钙、磷代谢的激素

(一)甲状旁腺激素

1. 生理作用 甲状旁腺激素(PTH)具有升高血钙和降低血磷的作用。

2. 分泌调节 甲状旁腺激素主要受血钙水平的调节。血钙水平轻微下降即可迅速引起 PTH 分泌,使血钙水平迅速回升。血磷升高可使血钙降低,从而间接刺激 PTH 的分泌。

(二)降钙素

1. 生理作用 降钙素(CT)由甲状腺 C 细胞(或称滤泡旁细胞)分泌,具有降低血钙和血磷的作用。

2. 分泌调节 CT 的分泌主要受血钙水平调节。

血钙浓度的升高可使血中CT浓度增加。

（三）维生素D_3

1. 生理作用　升高血钙和血磷。

2. 生成调节　PTH可激活肾内1α-羟化酶，促进1,25-$(OH)_2D_3$的生成；后者又可负反馈抑制1α-羟化酶活性。

【名师助记】

1. 下丘脑-腺垂体系统　位于下丘脑内侧基底部"促垂体区"的小细胞肽能神经元分泌下丘脑调节肽，经垂体门静脉系统运送到腺垂体，调节腺垂体激素的合成和释放。

2. 下丘脑-神经垂体系统　激素沿下丘脑-垂体束的轴突运送，并贮存于神经垂体。位于下丘脑前部视上核和室旁核的大细胞肽能神经元可合成血管升压素（也称抗利尿激素，ADH）和催产素，经下丘脑-垂体束的轴浆运输贮存于神经垂体。

【仿真自测】

1. 神经垂体贮存和释放的激素是
   - A. 催乳素与催产素
   - B. 催乳素与生长激素
   - C. 催乳素与血管升压素
   - D. 催产素与血管升压素
   - E. 醛固酮与血管升压素

2. 肾上腺糖皮质激素分泌过多可产生的改变是
   - A. 血糖浓度降低
   - B. 淋巴细胞数量增多
   - C. 四肢脂肪增加
   - D. 蛋白质合成增加
   - E. 面部、腹部脂肪增加

[答案] 1. D　2. E

第十一节 生 殖

【自测摸底】

下列关于雌激素生理作用的叙述错误的是

A. 促进子宫发育

B. 促进水和钠的排泄

C. 促进输卵管发育

D. 促进骨钙沉积

E. 促进阴道上皮细胞增生

【名师精讲】

一、男性生殖

雄激素的生理作用:①影响胚胎性分化;②维特生精作用;③对附性器官、副性征和性欲的影响;④对代谢的影响,包括促进蛋白质合成,促进骨骼生长与钙、磷沉积,直接刺激骨髓促进红细胞生成。

二、女性生殖

(一)雌激素和孕激素的生理作用

1. 雌激素的生理作用 ①促进女性生殖器官的发育。②促进女性第二性征和性欲的产生。③对代谢的影响:可促进生殖器官的细胞增殖分化,加速蛋白质合成,促进生长发育;降低血浆低密度脂蛋白而增加高密度脂蛋白含量,有一定的抗动脉硬化作用;增强成骨细胞活动和钙、磷沉积,促进骨的成熟及骨骺愈合;高浓度的雌激素可因使醛固酮分泌增多而导致钠、水潴留。

2. 孕激素的生理作用 ①影响生殖器官的生长发育和功能活动;②促进乳腺腺泡的发育;③升高基础体温;④其他作用:与雌激素相拮抗,能促进钠、水排出,还能使血管和消化道肌张力降低。

（二）卵巢和子宫内膜周期性变化的激素调节

1. 卵泡期　卵泡早期，血中 GnRH、FSH 和 LH 浓度逐渐上升。至排卵前一天，血中雌激素浓度达到顶峰。

2. 排卵　LH 峰可促进卵泡细胞分泌孕酮和前列腺素。

3. 黄体期　在 LH 的作用下，黄体细胞分泌大量孕激素与雌激素，形成月经周期中雌激素分泌的第二高峰。

【仿真自测】

1. 能够引起排卵后体温升高的激素是
   A. 黄体生成素　　B. 卵泡刺激素
   C. 雌激素　　D. 孕激素
   E. 催乳素
2. 月经来潮的原因是
   A. 血中雌激素和孕激素水平都升高
   B. 血中雌激素水平降低，孕激素水平升高
   C. 血中雌激素水平降低，孕激素水平不变
   D. 血中雌激素水平升高，孕激素水平降低
   E. 血中雌激素和孕激素水平都降低

［答案］1. D　2. E

第三章

病理学

【考情分析】

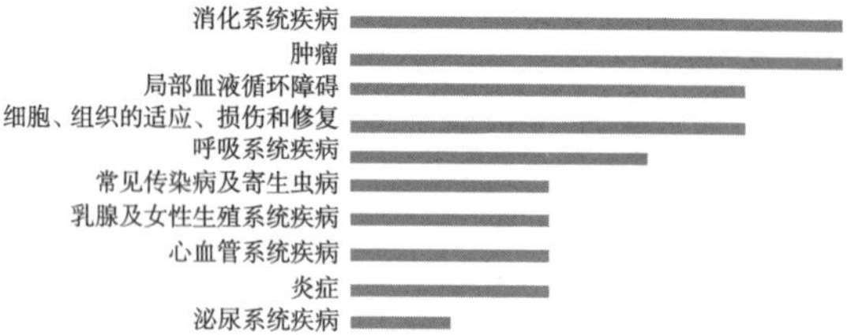

考点
消化系统疾病
肿瘤
局部血液循环障碍
细胞、组织的适应、损伤和修复
呼吸系统疾病
常见传染病及寄生虫病
乳腺及女性生殖系统疾病
心血管系统疾病
炎症
泌尿系统疾病

第一节 细胞、组织的适应、损伤和修复

【自测摸底】

同一胚层分化成熟组织转化为另一成熟组织的过程称为

A. 化生　　B. 机化　　C. 分化

D. 再生　　E. 增生

【名师精讲】

一、适应性改变

（一）萎缩的概念及类型

发育正常的器官、组织和细胞，由于实质细胞的体

积变小和数量减少而致其体积缩小称萎缩。萎缩有生理性萎缩和病理性萎缩两大类。

1. 全身性萎缩　见于长期营养不良、慢性消耗性疾病或消化道梗阻及恶性肿瘤患者晚期的全身萎缩（恶病质）等情况。

2. 局部性萎缩　由于某些局部因素发生局部组织和器官的萎缩。例如，心、脑动脉粥样硬化形成的斑块使血管腔变窄，引起心、脑等器官萎缩；脊髓灰质炎时，因前角运动神经元损害，其所支配肌肉发生萎缩；肢体骨折后，用石膏固定患肢，由于长期不活动，肌肉和骨发生萎缩；肾盂积水时长期压迫引起肾实质萎缩。

（二）肥大、增生和化生的概念及类型

1. 肥大

（1）概念：细胞、组织和器官体积的增大称肥大。肥大的物质基础是细胞内线粒体、内质网、核糖体及溶酶体增多，蛋白质合成占优势，使器官均匀增大，适应环境改变的需要。

（2）类型

1）代偿性肥大：相应器官的功能负荷加重引起。例如，高血压引起的左心室肥大；一侧肾切除后，对侧肾的肥大等。

2）内分泌性肥大：内分泌激素作用于效应器官，引起肥大。例如，哺乳期的乳腺细胞肥大；妊娠期子宫平滑肌肥大等。

2. 增生

（1）概念：实质细胞数量增多而引起组织、器官的体积增大称为增生。增生是多种原因引起细胞有丝分裂增强的结果，也与细胞凋亡受抑制有关。

（2）类型

1）生理性增生：如肝脏切除后残存肝细胞的再生、月经周期中子宫内膜的增生。

2）病理性增生：病理性增生最常见的原因是激素过多或生长因子过多，如雌激素过多引起子宫内膜腺体及乳腺增生、创伤愈合过程中肉芽组织增生。另外，缺碘时可通过反馈机制障碍，引起甲状腺增生。

3. 化生

（1）概念：一种分化成熟的细胞类型因受刺激因素的作用被另一种分化成熟细胞类型所取代的过程称为化生。

（2）类型

1）上皮组织的化生：常见类型及其部位和相关肿瘤见表1-22。

表1-22 上皮组织化生的常见类型及其部位和相关肿瘤

上皮组织化生类型	常见部位	相关肿瘤
柱状上皮→鳞状上皮	慢性支气管炎假复层纤毛柱状上皮化生	支气管黏膜发生鳞癌
移行上皮→鳞状上皮	肾盂上皮的化生、膀胱上皮化生	膀胱鳞癌
腺上皮→含杯状细胞或帕内特（潘氏）细胞的肠上皮组织	慢性萎缩性胃炎的肠上皮化生（肠化）	胃黏膜发生肠型腺癌

2）间叶组织的化生：幼稚的成纤维细胞损伤后，可转变为成骨细胞或成软骨细胞。如骨化性肌炎时，由于外伤引起肢体近端皮下及肌肉内纤维组织增生，并发生骨化生。老年人的喉及支气管软骨可化生为骨。

二、损伤

（一）可逆性损伤的类型、概念及病理变化

1. 细胞水肿

（1）概念：在急性感染、缺氧、毒素等有害因素作用下，细胞膜及细胞内线粒体等结构受损，ATP 生成减

少,能量不足,造成细胞膜的钠泵功能障碍,导致 Na^+ 和水在细胞内潴留,形成细胞水肿。

（2）病理变化:细胞体积增大,胞质疏松,淡染;胞核也增大,染色变浅。轻度的细胞水肿胞质内出现颗粒状物,为肿胀的线粒体和扩张的内质网。进一步发展细胞体积增大更明显,线粒体嵴变短,甚至消失,内质网解体,发生空泡变,整个细胞疏松,称细胞的水变性。病毒性肝炎时,肝细胞重度水肿,整个细胞变圆如气球,故称气球样变。肉眼见器官体积肿大,颜色较正常淡,混浊无光泽。

2. 脂肪变性

（1）概念:正常情况下,除脂肪细胞外其他细胞内一般不见或仅见少量脂滴,如出现脂滴或脂滴明显增多,称脂肪变性。

（2）肝脏的脂肪变性:与肝脏的脂肪代谢紊乱有关。病理变化:肉眼观,肝脂肪沉积比较显著时,肝增大,包膜紧张,色浅黄且有油腻感。镜下,肝细胞内出现大小不等的空泡(因脂肪在制片过程中被有机溶剂溶解所致)。脂滴可被苏丹Ⅲ染成橘红色。

3. 玻璃样变性

（1）概念:在细胞或间质内出现半透明均质、红染、无结构物质称玻璃样变性,又称透明变性。

（2）类型和病理变化:玻璃样变性的类型、病理变化和常见病变见表1-23。

4. 淀粉样变性　细胞间质及小血管基底膜出现淀粉样蛋白质-黏多糖复合物蓄积,称为淀粉样变性。

5. 黏液样变性　指细胞间质内黏多糖和蛋白质聚集。常见于间叶性肿瘤、动脉粥样硬化斑块及风湿病时的心血管壁。

6. 病理性色素沉着　指人体细胞内、外有色物质的异常蓄积。

表 1-23 玻璃样变性的类型、病理变化和常见病变

类型	病理变化	常见病变
结缔组织玻璃样变性	病变处血管和纤维细胞明显减少，胶原纤维增粗且互相融合呈半透明均质状，质地坚韧。为胶原纤维老化的表现	纤维瘢痕组织、纤维化的肾小球以及动脉粥样硬化的纤维性斑块等
血管壁玻璃样变性	由于细动脉持续痉挛，内膜通透性增高，管腔内血浆蛋白渗入内膜（在内皮细胞下凝固成无结构的均匀红染物质）和基底膜代谢物质沉积于管壁	高血压病时的肾、脑、脾和视网膜的细动脉
细胞内玻璃样变性	多种原因引起细胞质内出现大小不等、均质红染的圆形小体	慢性肾小球肾炎，形成玻璃样小滴；病毒性肝炎时的玻璃样小滴亦称嗜酸性小滴

7. 病理性钙化 骨和牙齿之外的组织中固态钙盐的沉积为病理性钙化，可位于细胞内或外。

（二）不可逆性损伤的概念、类型、病理变化及结局

1. 坏死

（1）概念：活体内局部细胞、组织的死亡称坏死。坏死组织、细胞的代谢停止，功能丧失，是不可恢复的病变。多数情况下，坏死由可逆性损伤逐渐发展而来。

（2）病理变化：细胞核的变化是细胞坏死在组织学上的主要标志，表现为核浓缩、核碎裂、核溶解。

（3）类型

1）凝固性坏死：坏死组织由于蛋白质凝固且溶酶体酶水解作用较弱时，坏死区呈灰白或灰黄色，质实而

干燥，与健康组织有明显分界，如心、肾、脾的贫血性梗死。结核病时，由结核分枝杆菌引起的坏死是一种特殊类型的凝固性坏死，称干酪样坏死。

2）液化性坏死：坏死组织发生酶性水解而液化，使坏死组织呈液状。如脑组织坏死后引起脑软化；化脓性感染时也能引起液化性坏死。

3）脂肪坏死：是一种特殊类型的液化性坏死。如急性胰腺炎时形成的钙皂。

4）纤维素样坏死：是结缔组织及小血管壁常见的一种坏死形式，病变部位与纤维素染色性质相似。纤维素样坏死常见于变态反应性疾病，如风湿病、结节性多动脉炎及新月体性肾小球肾炎等，亦可见于急进性高血压、胃溃疡底部的小血管壁。

5）坏疽：组织坏死后，因伴有不同程度的腐败菌感染，从而使坏死组织呈现黑褐色的特殊形态改变。

A. 干性坏疽：由于动脉受阻而静脉仍通畅，坏死组织水分减少，加之空气蒸发，使病变组织干燥，细菌不易繁殖，与周围健康组织之间有明显的分界线。病变发展慢，多见于四肢末端，特别是下肢。病因有下肢动脉粥样硬化、血栓闭塞性脉管炎等。

B. 湿性坏疽：常发生于肢体或与外界相通的脏器（肠、子宫、肺等）。因动脉闭塞而静脉回流又受阻，坏死组织水分多，适合腐败菌生长，局部肿胀，呈污黑色。腐败菌分解蛋白质，产生吲哚、粪臭素等，引起恶臭。与正常组织分界不清，全身中毒症状重，甚至可发生中毒性休克而死亡，如坏疽性阑尾炎、肺坏疽等。

C. 气性坏疽：为湿性坏疽的一种特殊类型，主要见于严重的深达肌肉的开放性创伤，合并产气荚膜杆菌等厌氧菌感染，按之有捻发感。

2. 凋亡　是指活体内个别细胞或小团细胞的主动性死亡，其死亡细胞的细胞膜和细胞器膜不破裂，不引起死亡细胞的自溶,也不引起急性炎症反应。

三、修复

(一)再生的概念

组织和细胞损伤后,由周围健康的细胞进行增生以实现修复的过程称为再生。

(二)各种细胞的再生能力

1. 不稳定细胞 在生理情况下不断衰老和再生,损伤后也具有强大的再生能力,如表皮细胞,呼吸道、消化道及生殖道的黏膜上皮细胞,淋巴、造血细胞,间质细胞等。

2. 稳定细胞 具有潜在的较强再生能力,生理情况下处于静止期,损伤后则迅速增生进行修复,如肝、胰、内分泌腺、肾小管上皮细胞等。

3. 永久性细胞 再生能力缺乏或极微弱,如神经细胞、骨骼肌细胞及心肌细胞。

(三)肉芽组织的结构与功能

1. 肉芽组织的结构 由成纤维细胞和新生的毛细血管组成,并伴有炎症细胞浸润。肉芽组织最后变为瘢痕组织。

2. 肉芽组织的作用及结局 ①抗感染及保护创面;②填补伤口及其他组织缺损;③机化血凝块和坏死组织。

【仿真自测】

1. 属于组织适应性改变的是

A. 萎缩　　B. 细胞内脂肪沉积

C. 玻璃样变性　　D. 坏死

E. 坏疽

[答案] 1. A

2. 属于永久性细胞的是
   A. 血管内皮细胞　　B. 造血细胞
   C. 肝细胞　　D. 中枢神经细胞
   E. 表皮细胞
3. 由于物质代谢障碍，在细胞内或间质中出现了异常物质或正常物质数量异常增多称为
   A. 坏死　　B. 增生
   C. 变性　　D. 变质
   E. 化生

第二节　局部血液循环障碍

【自测摸底】

槟榔肝的典型病变是
   A. 肝小叶结构破坏
   B. 肝细胞萎缩
   C. 肝细胞坏死
   D. 门静脉分支扩张淤血
   E. 肝血窦扩张淤血，肝细胞脂肪变性

【名师精讲】

一、充血和淤血

（一）充血的概念和类型

1. 概念　器官或局部组织血管内血液含量增多称为充血。

2. 类型

（1）生理性充血：为适应器官和组织的生理和代

［答案］2. D　3. C

谢增强的需要而发生的充血。如进食后胃肠道充血、妊娠时的子宫充血等。

（2）病理性充血：指各种病理状态下的充血。最常见的是炎症反应。

（二）淤血的概念、原因、病理变化和对机体的影响

1. 概念 器官或局部组织静脉血液回流受阻，血液淤积于小静脉和毛细血管内称淤血，或称静脉性充血，是被动过程。

2. 淤血的原因 ①静脉受压；②静脉腔阻塞；③心力衰竭。

3. 淤血的病理变化 由于静脉回流受阻，血液淤积在扩张的小静脉和毛细血管内，故淤血的器官和组织体积增大；淤血脏器呈暗红色，淤血性水肿，甚至淤血性出血。

4. 重要器官淤血举例

（1）肺淤血：多为左心衰竭所致。光镜下肺小静脉和肺泡壁毛细血管扩张、充血和纤维组织增生，使肺泡壁增厚。肺水肿、肺出血，可见心力衰竭细胞。心力衰竭细胞即吞噬有含铁血黄素的巨噬细胞。长期慢性肺淤血可致肺褐色硬化。

（2）肝淤血：主要见于右心衰竭。肉眼观肝脏体积增大，切面为红、黄相间的花纹状，如同槟榔的切面，故称槟榔肝。光镜下可见肝静脉、中央静脉和肝窦扩张淤血，肝小叶中央部肝细胞因缺氧和受压发生萎缩和坏死，肝小叶周边部肝细胞发生脂肪变性。长期慢性肝淤血可致肝脏淤血性硬化。

5. 淤血对机体的影响 ①淤血可致淤血性出血、组织水肿；②淤血严重时可致脏器实质细胞的萎缩、变性和坏死；③长期慢性淤血可致结缔组织增生，致脏器硬化。

二、血栓形成

（一）概念

在活体的心脏或血管腔内，血液中某些成分互相黏集形成固体质块的过程称为血栓形成。所形成的固体质块叫血栓。

（二）血栓形成的条件

①心血管内膜损伤；②血流缓慢或涡流；③血液凝固性增高。

（三）血栓的类型

血栓的分类及各自特点见表 1-24。静脉血栓多于动脉血栓。静脉血栓以四肢的深静脉血栓形成最常见。

表 1-24　血栓的分类及特点

分类	特点
白色血栓	由血小板和纤维素构成，见于血栓的头以及心瓣膜血栓
混合血栓	呈层状结构，由血小板小梁、纤维素和纤维素网罗的大量红细胞构成，见于血栓的体
红色血栓	实际上是血液成分的凝固，所见到的是纤维素网罗大量红细胞，见于血栓的尾
透明血栓	因为只有在显微镜下才能见到，故又称微血栓，由纤维素构成，常见于 DIC。发生于微动脉、毛细血管和微静脉内

（四）血栓的结局

血栓的不同结局及各自特点见表 1-25。

（五）血栓对机体的影响

①阻塞血管；②栓塞；③形成瓣膜病；④微循环内广泛的微血栓形成 DIC，可引起全身广泛出血甚至休克。

表 1-25 血栓的结局及特点

结局	特点
血栓软化	血栓因纤溶系统激活及中性粒细胞释放蛋白溶解酶而软化
血栓机化	由血管壁向血栓内长入内皮细胞和成纤维细胞,形成肉芽组织,并取代血栓。血栓机化后,完全阻塞的血管腔可发生再通
血栓钙化	钙盐沉积于血栓,发生在静脉或动脉内,可形成静脉石或动脉石
血栓脱落	血栓因折断或血栓软化而脱落形成栓子,引起栓塞

三、栓塞

(一)栓塞和栓子的概念

在循环血液中异常物体随血流运行阻塞相应血管的过程称为栓塞,阻塞血管的物质称为栓子。

(二)栓子的类型及运行途径

1. 来源于右心或体静脉的栓子阻塞肺动脉及其分支。

2. 来源于左心或主动脉的栓子阻塞体动脉分支,最常见于心、脑、肾、下肢等处的动脉分支。

3. 来源于肝外门静脉的栓子阻塞肝内门静脉及其分支。

4. 交叉性栓塞是指心脏或大血管有异常血流通路时发生的罕见栓塞,如左心房内的血栓脱落经先天性房间隔缺损处抵达右心,可发生肺动脉及其分支血栓栓塞。

5. 逆行性栓塞常发生在静脉系统,由于腹内压升高,静脉内栓子逆行栓塞于较小静脉。

（三）栓塞的类型及对机体的影响

1. 栓塞类型及常见疾病　见表1-26。

表1-26　栓塞的类型及常见疾病

分类	常见疾病
血栓栓塞	栓子90%左右来源于下肢深静脉或盆腔的静脉特别是腘静脉、股静脉和髂静脉。体循环的动脉栓塞，栓子主要来源于左心房和左心室的附壁血栓及动脉粥样硬化处的血栓
脂肪栓塞	长骨的骨折或脂肪组织严重创伤
气体栓塞	潜水员病和其他减压病，以及心脏大血管手术
羊水栓塞	DIC
其他栓塞	肿瘤细胞栓塞可引起肿瘤转移。细菌团栓塞引起多发性栓塞性小脓肿

2. 栓塞对机体的影响　因栓塞类型，栓子的大小、多少，栓塞部位和侧支循环建立情况而不同。

四、梗死

（一）概念

器官或局部组织由于血流阻断，又不能建立有效的侧支循环而发生的坏死，称为梗死。

（二）梗死的类型及病理变化

1. 贫血性梗死　多发生在组织结构致密、侧支循环不丰富的实质性器官，如心、肾和脾。因梗死灶内出血少而呈灰白色，故称贫血性梗死。

2. 出血性梗死　梗死灶内含血量丰富，呈暗红色，称出血性梗死。主要发生于肺、肠等处。

3. 败血性梗死　由含有细菌的栓子阻塞血管引起。常见于急性感染性心内膜炎。梗死灶内见炎症细胞及细菌团，甚至可有脓肿形成。

【名师助记】

1. 淤血是静脉性充血，血液淤积于毛细血管和小静脉内。淤血在临床上有重要意义，重要而常见的为肺淤血和肝淤血。

2. 血栓栓塞是各种栓塞中最常见的一种，来自体循环静脉系统或右心的血栓常栓塞于肺动脉，来自左心及体循环动脉系统的血栓栓子可引起全身口径较小的动脉分支的阻塞，以脑、肾、脾、下肢最为常见。出血性梗死最常见的器官是肺和肠。

【仿真自测】

1. 下列有关血栓的论述错误的是
   A. 静脉血栓多于动脉血栓
   B. 下肢血栓多于上肢血栓
   C. 动脉瘤内血栓多为混合血栓
   D. 静脉内血栓尾部多为红色血栓
   E. 毛细血管内血栓多为白色血栓
2. 栓塞最常见的类型为
   A. 血栓栓塞
   B. 脂肪栓塞
   C. 羊水栓塞
   D. 空气栓塞
   E. 瘤细胞栓塞
3. 容易发生出血性梗死的器官是
   A. 心脏　B. 肾脏
   C. 脑　D. 肠
   E. 脾脏

［答案］1. E　2. A　3. D

第三节　炎　　症

【自测摸底】

炎性充血主要是指

A. 动脉扩张,局部组织含血量增多

B. 静脉回流障碍,组织含血量增多

C. 炎症局部微循环内血量增多

D. 炎症局部小血管破裂

E. 炎症局部组织间隙中血量增多

【名师精讲】

一、概述

（一）概念

具有血管系统的活体组织对损伤因子所发生的防御反应称为炎症。

（二）原因

致炎因子包括物理性因子、化学性因子、机械性因子、生物性因子、免疫性因子、异物。

（三）基本病理变化

1. 变质　炎症局部组织发生的变性和坏死称为变质。变质是致炎因子引起的损伤过程。

2. 渗出　炎症局部组织血管内的液体和细胞成分,通过血管壁进入组织间质、体腔、黏膜表面和体表的过程称为渗出。所渗出的液体和细胞总称为渗出物或渗出液。

3. 增生　包括实质细胞和间质细胞的增生。实质细胞和间质细胞的增生与相应的生长因子作用有关。炎症增生具有限制炎症扩散和修复的作用。

（四）炎症的结局

①痊愈;②迁延不愈转为慢性;③蔓延播散。

二、急性炎症

（一）炎症细胞的种类和主要功能

白细胞渗出具有吞噬、免疫和组织损伤作用。中性粒细胞和单核细胞渗出可吞噬和降解细菌、免疫复合物和坏死组织碎片，构成炎症反应的主要防御环节。

（二）急性炎症的类型和病理变化

1. 浆液性炎 以血清渗出为主，常发生于黏膜、浆膜和疏松结缔组织，可引起体腔积液和组织水肿。

2. 纤维素性炎 以纤维蛋白渗出为主，常发生于黏膜、浆膜和肺组织。发生于黏膜者渗出物形成假膜；浆膜的纤维素性炎可引起体腔纤维素性粘连；大叶性肺炎，如渗出的纤维素吸收不良可发生机化，形成大叶性肺炎肉质变。

3. 化脓性炎 以中性粒细胞渗出为主，可分为三种类型。

（1）脓肿：主要由金黄色葡萄球菌引起，病变较局限，容易产生迁徙性脓肿。病理变化为中性粒细胞局限性浸润伴局部组织化脓性溶解破坏，形成脓腔。

（2）蜂窝织炎：主要由溶血性链球菌引起。能分泌链激酶溶解纤维素，表现为疏松结缔组织大量中性粒细胞弥漫浸润。

（3）表面化脓和积脓：发生在黏膜和浆膜。

4. 出血性炎 渗出物中含有大量红细胞，常见于流行性出血热等自然疫源性疾病和鼠疫等烈性传染病。

（三）炎症介质的概念和主要作用

炎症反应主要是通过一系列化学因子的作用实现的，这些因子称为炎症介质。炎症介质的主要作用及种类见表 1-27。

表 1-27　炎症介质的主要作用及种类

主要作用	炎症介质的种类
血管扩张	组胺、NO、前列腺素
血管通透性升高	组胺、缓激肽、花生四烯酸代谢产物、5-HT、P 物质
趋化作用	C5a、白三烯 B_4(LTB_4)、细菌产物、中性粒细胞阳离子蛋白、细胞因子(IL-8 和 TNF 等)
发热	细胞因子(IL-1、IL-6 和 TNF 等)、前列腺素
疼痛	前列腺素、P 物质、缓激肽
组织损伤	活性氧、溶酶体酶、NO

三、慢性炎症

(一) 一般慢性炎症的病理变化和特点

炎症灶内浸润细胞主要是淋巴细胞、浆细胞和单核细胞。常有较明显的纤维结缔组织和上皮细胞、腺体及实质细胞的增生,可形成炎性息肉和炎性假瘤。

(二) 慢性肉芽肿性炎的概念、病因和病变特点

肉芽肿由巨噬细胞及其衍生细胞组成,呈局限性浸润和增生所形成的境界清楚的结节状病灶。慢性肉芽肿性炎常呈慢性经过。以结核结节为例,中心常为干酪样坏死,周围为放射状排列的上皮样细胞,并可见朗汉斯巨细胞。

【名师助记】

1. 渗出性炎　包括:①浆液性炎症;②纤维素性炎症;③化脓性炎症;④出血性炎症;⑤卡他性炎症。

2. 变质性炎　是以实质细胞发生明显变性、坏死为特点的炎症,主要见于肝、肾、心、脑等器官。常见的疾病为病毒性肝炎、流行性乙型脑炎、白喉中毒性心肌炎等。

【仿真自测】

1. 急性炎症早期局部浸润的炎症细胞主要是
   A. 中性粒细胞　B. 单核细胞
   C. 淋巴细胞　D. 嗜酸性粒细胞
   E. 浆细胞
2. 下列关于炎症的描述错误的是
   A. 炎症可以表现为红、肿、热、痛和功能障碍
   B. 炎症患者可发热
   C. 白细胞可升高
   D. 炎症局部血管通透性升高
   E. 炎症局部组织不会发生坏死

第四节 肿　瘤

【自测摸底】

下列对肿瘤的描述错误的是
   A. 癌比肉瘤多见
   B. 肉瘤多发生于青年人
   C. 癌的淋巴道转移比肉瘤的多见
   D. 称为瘤的都属良性
   E. 恶性肿瘤多呈浸润性生长

【名师精讲】

一、概述

（一）概念

肿瘤是各种致瘤因素的长期作用，使机体局部组织的细胞在基因水平上失去对其生长的正常调控，导

［答案］1. A　2. E

致克隆性异常增生而形成的新生物。这种新生物常表现为局部肿块。

（二）组织结构

肿瘤的实质就是肿瘤细胞，是肿瘤的主要成分。肿瘤的间质由纤维结缔组织及血管组成，对肿瘤实质起营养和支持保护作用。

二、肿瘤的生物学行为

（一）肿瘤的异型性

①瘤细胞的多形性；②瘤细胞核的多形性；③瘤细胞胞质的改变。

（二）肿瘤的生长

1. 肿瘤的生长方式

（1）膨胀性生长：是大多数良性肿瘤的生长方式。

（2）外生性生长：良、恶性肿瘤均可呈外生性生长。

（3）浸润性生长：为大多数恶性肿瘤的生长方式。

2. 肿瘤的生长特点

（1）生长分数：生长分数指肿瘤群体细胞处于增殖状态（增殖细胞周期包括 G_1、S、G_2、M 四期）的细胞比例。生长分数越大，肿瘤生长越迅速。

（2）瘤细胞的生成与丢失：肿瘤的生长主要取决于瘤细胞的生成大于丢失的程度。

（3）肿瘤血管形成：是指实体肿瘤在机体内诱导形成的新生血管。

（三）肿瘤的扩散和转移

1. 直接蔓延。

2. 转移 ①淋巴道转移：是癌最常见的转移方式；②血道转移：是肉瘤最常见的转移方式；③种植性转移。

（四）良、恶性肿瘤的鉴别

良、恶性肿瘤的鉴别见表 1-28。

表 1-28 良、恶性肿瘤的鉴别

鉴别要点	良性肿瘤	恶性肿瘤
分化程度	分化好,异型性小,与原有组织的形态相似	异型性大,与原有组织的形态差别大
核分裂	无或稀少	多见
生长速度	缓慢	快
继发性改变	较少发生坏死、出血	常发生坏死、出血、溃疡
生长方式	膨胀性生长和外生性生长,常有包膜形成,与周围组织一般分界清楚,故通常可推动	浸润性生长和外生性生长,无包膜,一般与周围组织分界不清楚,通常不能推动
转移	不转移	转移
复发	很少复发	复发
对机体影响	小,主要为局部压迫或阻塞作用	较大,除压迫、阻塞外,还可以破坏组织引起出血合并感染,甚至造成恶病质

三、肿瘤的命名和分类

(一)肿瘤的命名原则

1. 良性肿瘤的命名 一般称瘤。命名方式:部位+组织来源+“瘤”字。如背部脂肪瘤、胃平滑肌瘤、甲状腺腺瘤等。

2. 恶性肿瘤的命名

(1)癌:上皮组织来源的恶性肿瘤称癌。命名方式:部位+组织来源+“癌”字。如膀胱移行细胞癌、宫颈鳞状细胞癌等。

（2）肉瘤：间叶组织（纤维组织、脂肪、肌肉、骨、软骨等）来源的恶性肿瘤称肉瘤。命名方式：部位+组织来源+“肉瘤”二字。如背部脂肪肉瘤、股骨骨肉瘤等。

（3）其他特殊命名的肿瘤：①在肿瘤前冠以“恶性”二字，如恶性淋巴瘤、恶性黑色素瘤；②以母细胞瘤命名，如神经母细胞瘤；③以人名命名，如霍奇金淋巴瘤（Hodgkin 淋巴瘤）、尤因肉瘤（Ewing 肉瘤）；④含三个胚层的肿瘤，如畸胎瘤；⑤根据肿瘤细胞的形态命名，如骨巨细胞瘤。

（二）癌前病变、异型增生、上皮内瘤变、原位癌的概念

1. 癌前病变

（1）大肠腺瘤：常见，家族性腺瘤性息肉病，几乎均会发生癌变。

（2）乳腺导管上皮非典型增生（ADH）：其发展为浸润性乳腺癌的相对危险度是普通女性的 4~5 倍。

（3）慢性胃炎与肠上皮化生：慢性 Hp 性胃炎与胃的黏膜相关淋巴组织结外边缘区（MALT）淋巴瘤及胃腺癌有关。胃的肠上皮化生与胃癌发生有一定关系。

（4）皮肤慢性溃疡：特别是长期、经久不愈的小腿皮肤溃疡，可进一步变为鳞状细胞癌。

（5）慢性溃疡性结肠炎：在反复发生溃疡和黏膜增生的基础上可发生结肠腺癌。

（6）黏膜白色病变：长期不愈有可能转变为鳞状细胞癌。

（7）肝硬化：部分可进展为肝细胞癌。

2. 异型增生　指细胞增生并出现异型性，但还不足以诊断为恶性肿瘤的一些病变。

3. 上皮内瘤变　上皮从异型增生到原位癌的连

续过程。低级别上皮内瘤变:轻度和中度异型增生;高级别上皮内瘤变:重度异型增生和原位癌。

4. 原位癌　癌变仅限于上皮层内,累及上皮全层,但未侵破基底膜,有时也称为上皮内癌。

(三)癌与肉瘤的区别

上皮组织来源的恶性肿瘤称癌;间叶组织来源的恶性肿瘤称肉瘤。二者的区别见表 1-29。

表 1-29　癌和肉瘤的区别

区别要点	癌	肉瘤
组织来源	上皮组织	间叶组织
发病率	较常见	较少见
年龄	中年以上	青少年多见
部位	皮肤、黏膜、内脏多见	四肢、躯干多见
大体特点	色灰白,细颗粒状,干燥,质较硬	粉红色,细腻,鱼肉状,质较软
组织学特征	多形成癌巢、腺管状、索状排列,实质与间质分界清楚	瘤细胞多弥漫排列,与间质混杂
网状纤维	癌细胞间多无网状纤维	瘤细胞间多有网状纤维
转移	多经淋巴道转移	多经血道转移

四、常见肿瘤类型及病理变化

(一)常见的上皮性肿瘤

1. 上皮组织良性肿瘤

(1)乳头状瘤:被覆上皮发生的良性肿瘤,呈乳头状生长。外耳道、阴茎、膀胱和结肠的乳头状瘤易恶变。

(2) 腺瘤：腺上皮发生的良性肿瘤，多见于甲状腺、卵巢、乳腺、唾液腺和肠等处。

2. 上皮组织恶性肿瘤

(1) 鳞状细胞癌（鳞癌）：发生在身体原有鳞状上皮被覆的部位，如皮肤、口腔、子宫颈、食管、喉、阴茎等处。有时可通过鳞状上皮化生而发生鳞癌。

(2) 腺癌：胃肠、胆囊、子宫体等处多见。腺癌伴有大量乳头的称乳头状腺癌；腺腔高度扩张呈囊状的称囊腺癌；腺癌中含多量黏液及印戒细胞者称黏液癌；癌巢为实体性，无腺腔结构的，称实性癌；癌巢少而间质纤维组织多者，称硬癌；癌巢较大、较多，而间质纤维组织少，质软者，称髓样癌。

（二）常见的非上皮性肿瘤

1. 间叶组织良性肿瘤

(1) 平滑肌瘤：最多见于子宫，其次为胃肠。瘤细胞由形态比较一致的梭形平滑肌细胞构成。细胞排列有序，核分裂象少见。

(2) 脂肪瘤：最常见的部位为背、肩、颈及四肢的皮下组织。有包膜，质软，色油黄。瘤组织结构与正常脂肪组织相同。

2. 间叶组织恶性肿瘤

(1) 脂肪肉瘤：肉瘤中常见，多发生在大腿及腹膜后的深部软组织。瘤细胞为形态多样的脂肪母细胞，胞质内有脂肪空泡及分化成熟的脂肪细胞。

(2) 平滑肌肉瘤：多见于子宫，也可见于腹膜后、肠系膜、大网膜及皮肤等处。肿瘤细胞凝固性坏死和核分裂象的多少对平滑肌肉瘤的诊断及其恶性程度的判定很重要。

(3) 骨肉瘤：是骨组织恶性肿瘤中最常见、恶性程度最高的一种肿瘤。多见于青少年，好发于四肢长骨，尤以股骨下端及胫骨或肱骨上端多见。

3. 其他类型肿瘤

（1） 黑色素瘤（恶性黑色素瘤）：能产生黑色素的高度恶性肿瘤。预后极差。

（2） 畸胎瘤：①良性畸胎瘤：多为囊性，预后好。极少数鳞状上皮可恶变为鳞癌。②恶性畸胎瘤：又称不成熟型畸胎瘤，多为实性肿瘤，由分化不成熟的胚胎样组织组成，常有分化不良的神经外胚层成分。

五、肿瘤的病因学和发病学

（一）肿瘤发生的分子生物学基础

1. 癌基因　指一段具有将正常细胞转化为肿瘤细胞的核酸片段。首先在逆转录病毒（RNA 病毒）中发现，称病毒癌基因。后来在正常细胞 DNA 中也发现了与病毒癌基因几乎完全相同的 DNA 序列，称原癌基因。当原癌基因发生某些异常时，细胞发生恶性转化，这些基因称为细胞癌基因。

2. 抑癌基因　指在细胞繁殖中起负调节作用的基因。目前了解较多的是 *TP53* 基因和 *RB* 基因。抑癌基因与癌基因的作用是相互拮抗的。

3. 凋亡调节基因和 DNA 修复调节基因。

4. 端粒、端粒酶和肿瘤　端粒是真核细胞染色体末端的 DNA 重复序列与特异结合的蛋白质的复合体，对维持染色体的完整性和稳定性起重要作用。端粒酶是一种由 RNA 和蛋白质组成的核糖核蛋白复合体，是一种逆转录酶。端粒的缩短也可以看成一种肿瘤抑制机制，端粒可以称为细胞的生命计时器。

5. 微小 RNA　真核细胞中存在的一类小 RNA 分子。如果抑制癌基因的微小 RNA 表达降低，可导致癌基因的过表达。

（二）常见的化学、物理和生物性致癌因素

1. 化学性致癌因素　①多环芳烃：致癌最强的是 3,4-苯并芘、3-甲基胆蒽等；②芳香胺类与氨基偶氮染

料;③黄曲霉毒素:致癌性极强,主要诱发肝细胞性肝癌;④烷化剂与酰化剂:如环磷酰胺、氮芥等药物;⑤金属元素:镍、铬、镉等也有致癌作用。

2. 物理性致癌因素 电离辐射、热辐射、慢性炎症刺激、异物(石棉)、寄生虫等。

3. 生物性致癌因素 病毒和细菌。致瘤病毒中,1/3为DNA病毒,2/3为RNA病毒。Hp引起的慢性胃炎与胃癌和胃MALT淋巴瘤发生有关。

（三）影响肿瘤发生、发展的内在因素

1. 肿瘤与遗传 遗传并不决定肿瘤的发生,而只是决定肿瘤的易感性,且环境因素更为重要。

2. 肿瘤免疫 机体的抗肿瘤免疫反应主要是细胞免疫。

【名师助记】

1. 肿瘤的异型性是肿瘤细胞和组织结构与其起源细胞和组织结构上的差异。异型性明显常是恶性肿瘤,肿瘤的异型性越大,成熟程度越低,分化程度越低,肿瘤恶性程度高;相反,异型性越小,成熟程度越高,分化越好,偏于良性。

2. 肿瘤的扩散是恶性肿瘤的主要特征,淋巴道转移是癌的主要转移途径,血道转移是肉瘤的主要转移途径。

【仿真自测】

1. 肿瘤的分化程度低说明其

A. 异型性小　　B. 生长缓慢
C. 不易转移　　D. 对机体影响小
E. 恶性程度高

［答案］1. E

2. 肿瘤细胞分化程度高是指
   A. 肿瘤周围有较多的淋巴细胞浸润
   B. 不容易引起器官的阻塞和破坏
   C. 高度恶性的肿瘤
   D. 有较大的异型性
   E. 与起源组织相似

3. 肉瘤的主要转移途径是
   A. 直接蔓延　　B. 血道转移
   C. 淋巴道转移　　D. 种植性转移
   E. 医源性转移

第五节　心血管系统疾病

【自测摸底】

动脉粥样硬化脂纹病变中的主要成分是
   A. 平滑肌细胞　　B. 中性粒细胞
   C. 单核细胞　　D. 泡沫细胞
   E. T 淋巴细胞

【名师精讲】

一、动脉粥样硬化

（一）血管的病理变化

动脉粥样硬化累及全身大中动脉，其血管的病理变化见表 1-30。

（二）心脏、肾脏及脑的病理变化

1. 心脏的病理变化　冠状动脉粥样硬化是冠心病最常见的原因。冠状动脉粥样斑块造成管腔狭窄，

［答案］2. E　3. B

尤以肌壁外冠状动脉支的动脉粥样硬化为明显。最常发生于左冠状动脉前降支,其次为右冠状动脉主干,再次为左冠状动脉主干和左旋支。

表 1-30　动脉粥样硬化血管的病理变化

过程	特点	镜下
脂纹	动脉粥样硬化的早期病变	病变处可见大量吞噬脂质的泡沫细胞
纤维斑块	为隆起于动脉内膜表面的灰黄色斑块	表层为纤维结缔组织,并有玻璃样变性;深层为脂质、巨噬细胞,以及吞噬脂质的泡沫细胞
粥样斑块	明显隆起于动脉内膜表面的黄色斑块	表层的纤维帽呈瓷白色,深层为大量黄色的粥糜样物质
复合病变	粥样斑块进一步发生继发性改变	斑块内出血、斑块破裂伴溃疡形成、血栓形成、钙化和动脉瘤形成

2. 肾脏的病理变化　肾动脉粥样硬化可引起肾梗死。新鲜肾梗死呈三角形,灰白色,周围可见充血出血带;严重时可形成动脉粥样硬化性萎缩肾。

3. 脑的病理变化　脑动脉粥样硬化可引起脑萎缩、脑软化和脑出血。

二、原发性高血压

(一) 血管的病理变化

表现为细动脉硬化,细动脉内皮下有均匀红染的蛋白性物质沉积,并凝固成均质的玻璃样物质,导致细动脉管壁增厚、管腔狭窄、弹性下降和硬度增加,肌型动脉肥厚。

（二）心、肾、脑的病理变化

1. 心脏的病理变化 心脏肥大。

2. 肾脏的病理变化 颗粒性固缩肾。

3. 脑的病理变化 小动脉硬化和细小动脉玻璃样变性，并可发生血管壁的纤维素样坏死、血栓形成和微动脉瘤形成。脑出血是高血压严重的并发症。

三、风湿性心脏病

（一）基本病理变化

可分为变质渗出期、增生期（肉芽肿期）、纤维化期（愈合期）三期。

1. 变质渗出期 结缔组织纤维发生黏液变性，胶原纤维肿胀及纤维素样变性。病灶中有浆液和炎症细胞浸润。此期持续1个月左右。

2. 增生期或肉芽肿期 形成特征性的风湿性肉芽肿，也称Aschoff小体（风湿小体），是具有特征性诊断意义的病变。风湿性肉芽肿体积较小，中央为纤维素性坏死灶，周围为风湿细胞或Aschoff细胞（体积大，胞质丰富、嗜碱性，核大、圆形或卵圆形、核膜清晰，染色质集中于中央，横切面似枭眼状，纵切面呈毛虫状）和多核的Aschoff巨细胞，并有少量淋巴细胞和个别中性粒细胞浸润。此期持续2~3个月。

3. 纤维化期或愈合期 出现纤维细胞，产生胶原纤维，Aschoff小体变为梭形小瘢痕。此期持续2~3个月。

（二）心脏的病理变化

1. 风湿性心内膜炎 以心房内膜和心瓣膜最常受累，以二尖瓣受损最多见，其次为二尖瓣和主动脉瓣同时受损。胶原纤维发生纤维素样坏死，严重病例可有Aschoff小体形成。

2. 风湿性心肌炎 多在心肌间质小血管附近形成典型的Aschoff小体，急性期也可以浆液性渗出为主，无明显 Aschoff 小体形成。表现为典型的风湿性肉芽肿，可导致心功能不全。

3. 风湿性心外膜炎 为浆液性纤维素性炎，可形成绒毛心和缩窄性心包炎。

四、心脏瓣膜病

1. 二尖瓣狭窄 多由风湿性心内膜炎反复发作所致风湿过程使瓣膜产生免疫性变厚及粘连。晚期出现瓣膜钙化和瓣膜下粘连。少数由感染性心内膜炎引起。

当肺静脉压升高（>25mmHg）时，通过神经反射引起肺内小动脉收缩或痉挛，使肺动脉压升高。长期肺动脉高压，可导致右心室代偿性肥大，继而失代偿，右心室扩张，三尖瓣因相对关闭不全最终引起右心房淤血及体循环静脉淤血。

2. 二尖瓣关闭不全 二尖瓣正常组成中的一个或多个组分不良均可导致二尖瓣关闭不全。此病多为风湿性心内膜炎的后果，也可由亚急性细菌性心内膜炎等引起。另外，二尖瓣脱垂、瓣环钙化、先天性病变以及腱索异常、乳头肌功能障碍等亦可导致此病的发生。

二尖瓣关闭不全时，收缩期左心室部分血液反流到左心房内，使左心房血容量增多，久之出现左心房代偿性肥大，继而左心室代偿性肥大；最终亦可引起右心室、右心房代偿性肥大，右心衰竭和体循环淤血。

3. 主动脉瓣狭窄 主动脉瓣狭窄主要由风湿性主动脉炎引起。主动脉瓣狭窄后左心室排血受阻，左心室发生代偿性肥大，室壁增厚，向心性肥大。后期左心代偿失调，出现左心衰竭，进而引起肺淤血、右心衰竭和体循环淤血。

4. 主动脉瓣关闭不全 主动脉瓣关闭不全主要由风湿性主动脉炎引起，亦可由感染性心内膜炎、主动脉粥样硬化和梅毒性主动脉炎引起。心室舒张期主动脉部分血液反流到左心室,左心室血容量增加,代偿性肥大。后期左心代偿失调,出现左心衰竭,进而引起肺淤血、肺动脉高压、右心衰竭和体循环淤血。

【名师助记】

风湿病是与A群乙型溶血性链球菌感染相关的免疫异常性疾病,其基本病理变化分为三期:①变质渗出期;②增生期,亦称为肉芽肿期;③纤维化期。

特征性的具有诊断意义的病变为Aschoff小体。风湿性心脏病主要累及心瓣膜,以二尖瓣最为多见,在二尖瓣上形成的赘生物为白色血栓,不易脱落。

【仿真自测】

1. 高血压病时,细动脉硬化的病理改变是
   A. 动脉壁纤维化
   B. 动脉壁水肿
   C. 动脉壁玻璃样变性
   D. 动脉壁纤维素样坏死
   E. 动脉壁脂质沉着
2. 风湿性心内膜炎常累及的心瓣膜是
   A. 三尖瓣　B. 二尖瓣
   C. 肺动脉瓣　D. 主动脉瓣
   E. 二尖瓣和肺动脉瓣
3. 光镜下见病灶中央为纤维素样坏死,周围有增生的Aschoff细胞。该病灶应称为
   A. 结核结节　B. 假结核结节
   C. 伤寒小结　D. 风湿小体
   E. 小胶质细胞结节

[答案] 1. C　2. B　3. D

第六节　呼吸系统疾病

【自测摸底】

细支气管不完全阻塞所致阻塞性通气障碍可导致的疾病是

A. 肺不张　　B. 肺纤维化

C. 支气管扩张　　D. 气胸

E. 肺气肿

【名师精讲】

一、慢性支气管炎

（一）概述

慢性支气管炎是慢性阻塞性肺疾病(COPD)的一种,是呼吸系统最常见的慢性病之一,以长期咳嗽、咳痰或伴喘息为主要症状。

（二）病理变化

1. 黏膜上皮损伤,表现为上皮细胞纤毛变短、倒伏、稀疏、粘连,甚至脱失形成糜烂。上皮再生时,杯状细胞增多,可出现鳞状上皮化生。

2. 黏液腺肥大、增生,分泌功能亢进,使浆液腺变为黏液腺。

3. 支气管壁见大量慢性炎症细胞浸润。

4. 中、小型支气管的软骨发生变性、萎缩、钙化,甚至骨化。

二、肺气肿

（一）概述及病理变化

1. 概述　呼吸性细支气管远端的末梢肺组织过度充气和膨胀而呈持久性扩张,使肺组织弹性减弱,含气量过多的一种病理状态。可由多种原因引起,慢性支气管炎是常见原因之一。

2. 病理变化

(1) 肉眼观:肺体积增大,边缘钝圆,色灰白,质软而缺乏弹性,指压后遗留压痕。切面观肺结构似海绵状,可见含气囊泡形成。

(2) 镜下观:肺泡呈弥漫性高度扩张,肺泡壁毛细血管数目减少。肺泡间隔变窄、断裂,扩张的肺泡融合成较大的囊腔。肺小动脉内膜增厚,管腔狭窄。

(二) 类型

1. 肺泡性肺气肿 气体潴留于肺腺泡内,因常合并小气道的阻塞性通气障碍,故又称为阻塞性肺气肿。

2. 间质性肺气肿 肋骨骨折或剧烈咳嗽引起肺内压力剧烈增高等均可以导致细支气管或肺泡间隔破裂,空气进入肺间质形成间质性肺气肿。

3. 其他 肺萎陷及肺叶切除后残余肺组织或肺炎性实变病灶周围肺组织的代偿性气肿。

三、慢性肺源性心脏病

(一) 概述

慢性肺疾病、肺血管及胸廓病变引起肺循环阻力增加,肺动脉压升高,右心室壁肥厚,心腔扩大甚至右心衰竭。常见病因是慢性阻塞性肺疾病。

(二) 病理变化

1. 肺部病变 肺内小血管构型重建,包括无肌型细动脉肌化、肌型小动脉中膜增生、肥厚,内膜下出现纵行平滑肌束。

2. 心脏病变 右心室壁肥厚,乳头肌和肉柱增粗,室上嵴增厚。镜下见右心室壁心肌细胞肥大。

四、大叶性肺炎

(一) 概述

大叶性肺炎是主要由肺炎链球菌引起的肺组织急性纤维素性炎症。病变通常累及肺大叶的全部或大部,以左肺下叶最常见。

（二）病理变化

1. 充血水肿期 第1~2天。肉眼观:肺脏肿大、暗红色,切面挤出泡沫血性浆液。镜下观:肺泡壁毛细血管扩张、充血;肺泡腔有大量浆液性渗出物、细菌,少量红细胞和白细胞。

2. 红色肝样变期(实变早期) 第3~4天。镜下观:肺泡壁毛细血管扩张、充血;肺泡腔有大量红细胞、少量白细胞、细菌、纤维素(呈粗的条索状、片团状分布)。

3. 灰色肝样变期(实变晚期) 第5~6天。镜下观:肺泡壁毛细血管受压、贫血。

4. 溶解消散期 第7天以上。镜下观:巨噬细胞增多、中性粒细胞变性坏死,炎症消退,渗出物(主要为纤维素)溶解。

（三）并发症

中毒性休克(大叶性肺炎最严重的并发症)、败血症、肺脓肿等。

五、小叶性肺炎（支气管肺炎）

（一）概述

小叶性肺炎主要由化脓菌感染引起,病变起始于细支气管,并向周围或末梢组织扩展,形成以肺小叶为单位、呈灶状散布的急性化脓性炎症。主要发生于儿童和年老体弱者。

（二）病理变化

两肺各叶肺组织内散在分布大小不等的实变灶,以背侧和下叶病灶较多。病灶区细支气管及其周围肺泡腔内充满脓性渗出物及少量纤维素。病灶周围肺组织充血,可有浆液渗出。

（三）并发症

心力衰竭、呼吸衰竭、脓毒血症、肺脓肿及脓胸。支气管破坏严重且病程较长者,可导致支气管扩张。

六、肺癌

(一)病理类型和病理变化

1. 肉眼观类型

(1)中央型:肿瘤位于肺门区,发生于主支气管或段支气管。

(2)周围型:肿瘤发生于段支气管开口以下的支气管,在肺叶周边部形成球形或结节状无包膜肿块。

(3)弥漫型:少见。肿瘤发生于细支气管及肺泡,癌组织弥漫浸润生长,波及部分或整个肺叶。

2. 组织学类型 肺癌组织学类型及各自特点见表1-31。

表1-31 肺癌组织学类型及各自特点

类型	考点	特点
鳞状细胞癌	最常见的类型	多属中央型。患者以老年男性占绝大多数,多有吸烟史。组织学可分为高分化、中分化、低分化三型
腺癌	女性多见	多为周围型,肿块常累及胸膜。组织学与其他部位腺癌相似。预后差。特殊类型的瘢痕癌及细支气管肺泡癌亦属腺癫范畴
小细胞癌	转移较早	多属中央型。生长迅速、高度恶性、低分化的神经内分泌癌。癌细胞很小,呈梭形或淋巴细胞样,胞质少,裸核、深染
大细胞癌	恶性度高	较少见。生长快,预后差。癌细胞体积大,核仁明显,核大,核分裂象多见,有明显异型性,常见大量多核瘤巨细胞

（二）扩散与转移

1. 直接蔓延　中央型肺癌直接侵及纵隔、心包，或沿支气管向对侧肺蔓延；周围型肺癌可侵犯胸膜。

2. 转移　肺癌发生转移较早且较多见。淋巴道转移首先至支气管旁淋巴结，然后到肺门、纵隔、锁骨上及颈部淋巴结等处；血道转移最常见于脑、骨、肾上腺、肝。

【名师助记】

1. 大叶性肺炎是急性纤维蛋白渗出性炎症。基本的病理变化分四期：①充血水肿期；②红色肝样变期；③灰色肝样变期；④溶解消散期。并发症有肺肉质变、肺脓肿及脓胸、败血症、感染性休克等。

2. 小叶性肺炎是以细支气管为中心的肺小叶范围的急性化脓性炎。在肺内病变呈灶状分布，破坏的肺组织不易完全恢复；其并发症有呼吸衰竭、心力衰竭、肺脓肿、脓胸和支气管扩张。

【仿真自测】

最能反映小叶性肺炎病变特征的是

A. 病变累及肺小叶范围
B. 病灶多位于背侧和下叶
C. 病灶相互融合或累及全叶
D. 支气管化脓性炎
E. 细支气管及周围肺泡化脓性炎

［答案］E

第七节 消化系统疾病

【自测摸底】

胃溃疡最少见的并发症是

A. 癌变　　B. 呕血

C. 幽门梗阻　　D. 穿孔

E. 黑便

【名师精讲】

一、消化性溃疡

（一）病理变化

1. 肉眼观　溃疡多位于小弯侧，尤多见于胃窦部。呈圆形或椭圆形。边缘整齐，底部平坦，常深达肌层甚至浆膜层。溃疡周围的黏膜皱壁呈放射状向溃疡集中。

2. 镜下观　溃疡组织由黏膜侧到浆膜面依次为渗出层、坏死层、肉芽组织层和瘢痕组织四层结构。常发生玻璃样变性。

（二）并发症

出血（多见）、穿孔、幽门梗阻、癌变。

二、病毒性肝炎

（一）基本病理变化

1. 肝细胞变性和坏死　细胞水肿，甚至气球样变。肝细胞嗜酸性变和嗜酸性小体形成。严重细胞水肿可致溶解性坏死。坏死根据范围和分布可分为点状坏死、碎片状坏死、桥接坏死、亚大块及大块坏死。

2. 炎症细胞渗出　浸润的炎症细胞主要为淋巴细胞和单核细胞。

3. 增生性反应　库普弗细胞、成纤维细胞、胆管上皮细胞增生，肝细胞再生。

（二）临床病理类型及病变特点

分为普通型、重型肝炎。

1. 普通型肝炎　分为急性和慢性。急性普通型又可分为黄疸型和无黄疸型。我国以无黄疸型为多见，且主要为乙型病毒性肝炎，少部分为丙型病毒性肝炎。

急性普通型肝炎病程持续半年以上即为慢性普通型肝炎。根据炎症、坏死、纤维化程度，分为三型（表1-32）。

表1-32　慢性普通型肝炎分型

分型	特点
轻度慢性肝炎	有点灶状坏死，偶见轻度碎片状坏死。汇管区纤维组织增生，肝小叶结构完整
中度慢性肝炎	肝细胞坏死明显，可见中度碎片状坏死及特征性的桥接坏死。肝小叶内有纤维间隔形成，但小叶结构大部分保存
重度慢性肝炎	肝细胞坏死严重且广泛，有重度碎片状坏死及大范围桥接坏死。坏死区出现肝细胞不规则再生。小叶周边及小叶内纤维组织增生，并可形成纤维条索状连接，分隔肝小叶结构。晚期出现小叶结构紊乱，形成假小叶

2. 重型肝炎

（1）急性重型肝炎：起病急，病变发展迅猛，病死率高，故又称暴发性肝炎。肝细胞坏死严重而广泛，坏死自小叶中央开始，向四周扩展，呈弥漫性片状（坏死面积约占2/3）。肝体积显著缩小，尤以左叶为甚，重量减至600~800g，质地柔软，包膜皱缩。切面呈黄色或褐红色，故又称急性黄色（或红色）肝萎缩。本型肝炎大多因肝衰竭而死亡。

（2）亚急性重型肝炎：多数是由急性重型肝炎迁延而来或一开始病变就比较缓和呈亚急性经过。病理特点是大片肝细胞坏死（坏死面积约占50%）同时出现肝细胞结节状再生。由于坏死区网状纤维支架塌陷和胶原纤维化，致使再生的肝细胞失去原有依托呈不规则结节状。

三、肝硬化

在我国，门脉性肝硬化最常见的病因是病毒性肝炎。肝细胞反复坏死增生，致使正常肝小叶结构被破坏，由增生的纤维组织将再生的肝细胞结节分割包绕，形成大小不等、圆形或椭圆形的肝细胞团，称假小叶。

四、食管癌、胃癌和结直肠癌

（一）食管癌的病理类型及病理变化

食管癌由食管黏膜鳞状上皮或腺体发生，患者男性多于女性。食管癌好发于三个生理性狭窄部，以食管中段最多见。早期癌临床无明显症状，多为原位癌，未侵犯肌层；中晚期癌多见，患者出现吞咽困难等典型症状。

组织学类型：①鳞状细胞癌，最多见；②腺癌，发生大多与Barrett食管有关，只有极少数来自黏膜下腺体；③小细胞癌，极为少见，来自神经内分泌细胞。

（二）胃癌的病理类型及病理变化

胃癌好发部位为胃窦部，特别是小弯侧，占75%左右，胃体部则少见。

1. 早期胃癌的特点　局限于黏膜层及黏膜下层。

2. 进展期胃癌的病理变化

（1）肉眼观类型：①息肉型，癌组织呈息肉状突向胃腔；②溃疡型，常呈盘状，周围隆起，中心坏死形成溃疡；③浸润型，癌组织在胃壁内弥漫浸润，使胃壁弥漫增厚，又称皮革胃或革囊胃。

（2）组织学类型：常见类型为管状腺癌和黏液癌，乳头状腺癌和鳞状上皮癌较少。①管状腺癌：癌细胞排列成腺管状，占胃癌的绝大多数。②黏液癌：黏液湖中可见腺管状或乳头状排列的癌细胞；印戒细胞癌由弥漫分布的印戒样癌细胞构成。

（三）结直肠癌的病理类型及病理变化

结直肠癌的大体形态可分为三种：息肉型、狭窄型和溃疡型。

1. 息肉型　好发于盲肠、升结肠等右半结肠。癌体较大，外形似菜花样，向肠腔突出，表面容易溃烂、出血、坏死。

2. 狭窄型　好发于直肠、乙状结肠和降结肠等左半结肠。癌体不大，但质地硬，常围绕肠壁浸润而导致肠腔呈环型狭窄，容易引起肠梗阻。

3. 溃疡型　好发于左半结肠。癌体较小，早期形成凹陷性溃疡，容易引起出血、穿透肠壁侵入邻近器官和组织。

五、原发性肝癌

（一）肝癌的肉眼观类型及病理变化

1. 早期肝癌　也称小肝癌，是指单个癌结节最大径<3cm 或 2 个癌结节合计最大径<3cm 的原发性肝癌。

2. 晚期肝癌　大体分成巨块型、多结节型和弥漫型。

（二）肝癌的组织学类型及病理变化

1. 肝细胞癌　癌细胞具有肝细胞的分化特点。肝细胞癌最突出的生物学特性是癌细胞可分泌 AFP，约 70% 的患者血清 AFP 升高。

2. 胆管细胞癌　较少见。癌细胞具有胆管上皮细胞的分化特点。

3. 混合细胞型肝癌　具有肝细胞癌和胆管细胞

癌两种成分。最少见。

六、胰腺癌

胰腺癌可发生于胰腺的头、体、尾部或累及整个胰腺,尤其常见于胰头部。常见组织学类型有导管腺癌、囊腺癌、黏液癌及实性癌。

【名师助记】

1. 病毒性肝炎 病变性质是变质性炎症。

2. 急性普通型肝炎 肝细胞广泛变性,坏死轻微。

3. 慢性普通型肝炎

(1)轻度慢性普通型肝炎:点状坏死为主,汇管区周围纤维组织增生,但小叶结构完整。

(2)中度慢性普通型肝炎:肝细胞坏死明显,有特征性的桥接坏死,肝小叶内有纤维间隔形成,但小叶结构大部分保存。

(3)重度慢性普通型肝炎:肝细胞坏死重且广泛,有大范围桥接坏死,肝细胞再生,小叶已被分割不完整。

4. 急性重型肝炎 肝细胞广泛坏死,仅残留小叶周围少许细胞,且有变性。

【仿真自测】

1. 门脉性肝硬化典型的病理变化是
   A. 肝细胞变性坏死
   B. 结缔组织增生
   C. 正常肝小叶结构破坏
   D. 肝内血管网改建
   E. 再生结节及假小叶形成

[答案] 1. E

2. 急性病毒性肝炎(普通型)的病变特点是
   A. 肝细胞广泛坏死,变性轻微
   B. 肝细胞广泛变性,坏死轻微
   C. 肝细胞广泛再生,变性较轻
   D. 肝细胞广泛坏死,再生较轻
   E. 肝细胞变性、坏死、再生均广泛
3. 关于病毒性肝炎的病理变化,下列叙述不正确的是
   A. 炎症细胞主要是淋巴和单核细胞
   B. 肝细胞变性主要是细胞水肿及嗜酸性变
   C. 嗜酸性变可发展为嗜酸性坏死
   D. 肝细胞无再生性变化
   E. Kupffer 细胞及成纤维细胞均可增生

第八节　泌尿系统疾病

【自测摸底】

急进性肾小球肾炎的病变特点是
   A. 肾小球系膜细胞大量增生
   B. 肾小球内皮细胞显著增生
   C. 肾小球囊壁层上皮细胞显著增生
   D. 毛细血管基底膜大量钉状突起
   E. 毛细血管壁增厚呈车轨状

【名师精讲】

一、肾小球肾炎

原发性肾小球疾病的类型及各型病理变化见表1-33。

［答案］2. B　3. D

表 1-33 肾小球肾炎类型及各型病理变化

类型	病理变化			病理临床联系
	肉眼	光镜	电镜	
急性弥漫性增生性肾小球肾炎	①肾脏体积增大、充血——大红肾； ②表面、切面出血点——蚤咬肾	①以内皮细胞、系膜细胞增生为主； ②可分别以渗出、出血为主	①内皮细胞、系膜细胞增生肿胀； ②基底膜和上皮细胞间有驼峰状、小丘状致密物沉积； ③免疫荧光检查：肾小球内颗粒状 IgG、IgM 和 C3 沉积	急性肾炎综合征表现： ①尿改变：少尿、血尿、蛋白尿、管型尿，严重者导致氮质血症； ②水肿、高血压
急进性肾小球肾炎（新月体性肾小球肾炎）	①肾脏体积增大，色苍白； ②表面有出血点	肾小球球囊内弥漫性大量新月体或环状体形成	①肾毛细血管基底膜不规则增厚，基底膜有裂孔和缺损； ②基底膜上、内、外可见致密电子物沉积； ③细胞性新月体增生的壁层上皮细胞间可见纤维性条索； ④免疫荧光检查：IgG 线性荧光（Ⅰ型）、C3 颗粒状荧光（Ⅱ型）、无荧光（Ⅲ型）等	①早期出现蛋白尿、少尿、无尿、氮质血症； ②肾衰竭； ③此型病变重、进展快、预后差

续表

类型	病理变化			病理临床联系
	肉眼	光镜	电镜	
膜性肾小球病（膜性肾病）	肾脏肿大，色苍白——大白肾	①早期肾小球基本正常；②病情进展，肾小球毛细血管壁弥漫性增厚	①上皮细胞肿胀，基底膜与上皮间有大量电子致密物沉积，沉积物间基底膜样物质增多，形成钉状突；②免疫荧光检查：颗粒状荧光（IgG 和 C3）	肾病综合征
微小病变性肾小球病	体积轻度增大，色苍白	①肾小球基本正常；②近曲小管上皮细胞内大量脂滴和蛋白滴	①无电子致密物沉积；②免疫荧光检查：(-)	①肾病综合征；②蛋白尿（白蛋白为主）；③常出现血尿、高血压
局灶性节段性肾小球肾炎	无明显变化	病变处肾小球部分毛细血管袢内系膜基质增多	①弥漫性脏层上皮细胞足突消失；②免疫荧光检查：IgM、C3 沉积	①肾病综合征；②蛋白尿

续表

类型	病理变化			病理临床联系
	肉眼	光镜	电镜	
膜增生性肾小球肾炎	①早期无明显变化； ②晚期肾脏体积缩小，表面呈颗粒状——虫蚀状	①增生的系膜组织逐渐包围毛血管、伸入毛细血管基底膜和内皮之间，使毛细血管壁增厚呈车轨状、分层状； ②晚期，系膜和肾小球纤维化	①内皮细胞下出现电子致密物沉积、基底膜有钉状突起； ②弥漫性肾小球脏层上皮足突消失； ③免疫荧光检查：C3、IgG 颗粒状荧光（Ⅰ型）、C3 颗粒状荧光（Ⅱ型）	①早期系膜改变为主，仅有轻度蛋白尿、血尿； ②累及毛细血管则出现肾病综合征表现； ③晚期出现高血压、肾衰竭
系膜增生性肾小球肾炎	—	①弥漫性系膜细胞和基质增生； ②毛细血管壁无明显变化	①肾小球系膜细胞和基质增生； ②系膜内有电子致密物沉积； ③免疫荧光检查：系膜区有不同的免疫球蛋白和 C3 沉积	具有多样性，可表现为肾病综合征，也可为无症状蛋白尿、血尿、慢性肾炎综合征

续表

类型	病理变化			病理临床联系
	肉眼	光镜	电镜	
IgA 肾病	—	系膜局灶性节段性增生	①系膜区有电子致密物沉积； ②免疫荧光检查：系膜区有IgA、C3沉积，也可有IgG和IgM	反复发作的血尿或蛋白尿
慢性肾小球肾炎（各型肾小球肾炎的终末阶段）	①肾脏体积缩小，色苍白； ②质硬，表面颗粒状——颗粒固缩肾	①大部分肾小球纤维化和玻璃样变性； ②肾小球内见各种管型	随肾炎起始类型而异	①尿改变：多尿、夜尿； ②贫血（促红细胞生成素减少）； ③高血压（肾缺血致肾素分泌增加）； ④氮质血症（尿素、肌酐堆积）

二、慢性肾盂肾炎

（一）病理变化

慢性肾盂肾炎是肾小管和肾间质的慢性活动性炎症，伴肾盂、肾盏纤维化和瘢痕形成。

肉眼观：肾脏出现不规则的瘢痕，病变处肾包膜与周围组织粘连，肾外形改变。切面肾盂扩张、变形，肾盂黏膜增厚粗糙。

镜下观：非特异性炎症。肾间质内出现大量淋巴细胞、单核细胞、浆细胞浸润，并有不等量的中性粒细胞。肾间质纤维化，后期部分肾小球纤维化、玻璃样变性。肾小管扩张，部分腔内可见胶样蛋白管型，形似甲状腺滤泡。

（二）病理临床联系

慢性肾盂肾炎常缓慢起病，也可表现为急性肾盂肾炎的反复发作。早期患者可有腰背痛、发热、频发的脓尿和菌尿；晚期肾组织破坏严重，出现氮质血症和尿毒症。

三、肾细胞癌

肾细胞癌是肾脏最常见的恶性肿瘤。主要有以下三类：

1. 肾透明细胞癌　占肾细胞癌的70%～80%。散发和遗传性病例均有染色体3p的缺失。缺失区域含有*VHL*基因。

2. 乳头状肾细胞癌　占肾细胞癌的10%～15%。散发性乳头状肾细胞癌的细胞遗传学改变主要是7、16和17号染色体三体及男性患者的Y染色体丢失。家族性乳头状肾细胞癌的改变主要是7号染色体三体。

3. 肾嫌色细胞癌　在肾细胞癌中约占5%。患者预后较好。

肾细胞癌容易转移，转移最常发生于肺和骨，也可发生于局部淋巴结、肝、肾上腺和脑。肾细胞癌患者预后较差。

四、尿路上皮肿瘤

尿路上皮肿瘤可见于肾盂、输尿管、膀胱和尿道，WHO将其分为尿路上皮乳头状瘤、低度恶性潜能的乳头状尿路上皮肿瘤、低级别乳头状尿路上皮癌和高级别乳头状尿路上皮癌。

发生于膀胱的尿路上皮肿瘤最常见的症状是无痛性血尿。

【名师助记】

肾小球肾炎要点：

变态反应损小球，水肿蛋白尿中流。

炎有血尿血压高，病有高脂蛋白低。

病因相同症不同，病理类型分六种，

急性急进系膜增，膜性膜增微小性。

解释："炎有血尿高血压"中的"炎"指肾炎综合征；"病有高脂蛋白低"中的"病"指肾病综合征。

【仿真自测】

1. 弥漫性增生性肾小球肾炎时，增生细胞主要是
   A. 肾小球脏层细胞和中性粒细胞
   B. 肾小球壁层细胞和系膜细胞
   C. 肾小球系膜细胞和基质
   D. 肾小球毛细血管基底膜增厚和系膜细胞增生
   E. 肾小球各种细胞均有较明显增生
2. 急进性肾小球肾炎的病变特点是
   A. 肾小球系膜细胞大量增生
   B. 肾小球内皮细胞显著增生
   C. 肾小球囊壁层上皮细胞显著增生
   D. 毛细血管基底膜大量钉状突起
   E. 毛细血管壁增厚呈车轨状

[答案] 1. D　2. C

3. 急性弥漫性增生性肾小球肾炎不明显的病理改变是
A. 镜下可见驼峰状致密物
B. 毛细血管壁增厚
C. 中性粒细胞浸润
D. 系膜细胞增生
E. 肾小球毛细血管内皮细胞增生

第九节 内分泌系统疾病

【自测摸底】

甲状腺恶性肿瘤最常见的病理类型是
A. 乳头状癌　B. 未分化癌
C. 滤泡状癌　D. 髓样癌
E. 内分泌细胞癌

【名师精讲】

（一）甲状腺肿的分类和病理变化

1. 弥漫性滤泡上皮增生（增生期）　为早期改变。光镜下滤泡上皮增生呈立方或低柱状，伴小滤泡和小假乳头形成，胶质较少，间质充血。甲状腺功能无明显改变。

2. 弥漫性胶样甲状腺肿（胶质贮积期）　为常见类型。因长期持续缺碘，胶质大量贮积。光镜下部分上皮增生，可有小滤泡或假乳头形成，大部分滤泡上皮复旧变扁平，滤泡腔高度扩大，腔内大量胶质贮积。

［答案］3. C

3. 结节性甲状腺肿(结节期) 为单纯性甲状腺肿后期。滤泡上皮局灶性增生、复旧或萎缩不一致,分布不均,形成结节。光镜下部分滤泡上皮呈柱状或乳头样增生,小滤泡形成;部分上皮复旧或萎缩,胶质贮积;间质纤维组织增生、间隔包绕形成大小不一的结节状病灶。

(二)甲状腺肿瘤的病理变化及分类

甲状腺癌的类型及各型特点见表1-34。

表1-34 甲状腺癌的类型及各型特点

类型	考点	特点
乳头状癌	最常见的类型	肿瘤生长慢,恶性程度较低,预后较好,但局部淋巴结转移较早
滤泡癌	比乳头状癌恶性程度高、预后差	较常见,多见40岁以上女性。早期易血道转移。癌组织侵犯周围组织或器官时可引起相应症状
髓样癌	由滤泡旁细胞(C细胞)发生	90%的肿瘤分泌降钙素,产生严重腹泻和低血钙症,有的还同时分泌其他多种激素和物质
未分化癌	预后差	早期即可发生浸润和转移,恶性程度高

【名师助记】

1. 甲状腺髓样癌 电镜上可见细胞质内大小较一致的神经内分泌颗粒。

2. 甲状腺乳头状癌 甲状腺癌中最常见的类型,约占60%,青少年女性多见。

【仿真自测】

1. 甲状腺癌最常见的类型是
   A. 滤泡性腺癌　B. 乳头状腺癌
   C. 鳞癌　D. 髓样癌
   E. 未分化癌
2. 甲状腺髓样癌是一种
   A. 交界性肿瘤　B. 鳞癌
   C. 未分化癌　D. 迷离瘤
   E. 神经内分泌肿瘤

第十节　乳腺及女性生殖系统疾病

【自测摸底】

宫颈原位癌的特点是
   A. 病变只限于上皮内，无间质浸润
   B. 病变局限于子宫颈，无淋巴结转移
   C. 临床分期为Ⅰa
   D. 病变不能延伸到子宫颈管内
   E. 几乎全部上皮极性紊乱，细胞显著异型性

【名师精讲】

一、乳腺癌

（一）组织学类型和病理变化

乳腺癌是乳腺导管上皮及腺泡上皮发生的恶性肿瘤。

1. 非浸润性癌　分为导管内原位癌和小叶原位

［答案］1. B　2. E

癌,两者均来自终末导管-小叶单元上皮细胞。

2. 浸润性癌　主要分为浸润性导管癌、浸润性小叶癌和特殊类型的癌。

(1) 浸润性导管癌:是乳腺癌中最常见的类型。

(2) 浸润性小叶癌:小叶原位癌突破小管或末梢导管基底膜向间质浸润所致。

(3) 特殊类型的癌:主要是髓样癌伴大量淋巴细胞浸润、小管癌、黏液癌及湿疹样癌(佩吉特病,Paget disease)。

(二) 乳腺癌常见扩散及转移途径

1. 直接蔓延　癌细胞沿乳腺导管累及相应腺泡,亦可沿结缔组织间隙和筋膜浸润至脂肪组织,甚至胸肌、胸壁。

2. 淋巴道蔓延　是乳腺癌最常见的转移途径。最早转移到同侧腋窝淋巴结,晚期可转移到锁骨下、锁骨上、内乳动脉旁及纵隔淋巴结。

3. 血道转移　晚期可经血道转移到肺、肝、骨髓等处。

二、宫颈上皮内瘤变

宫颈上皮内瘤变包括宫颈上皮异型增生和宫颈原位癌。

(一) 宫颈上皮异型增生

癌前病变。依据其病变程度不同分为三级。①Ⅰ级:异型细胞局限于上皮的下1/3;②Ⅱ级:异型细胞累及上皮层的下1/3至2/3;③Ⅲ级:增生的异型细胞超过全层的2/3,但未累及上皮全层。

(二) 宫颈原位癌

异型增生的细胞累及子宫颈黏膜上皮全层,但病变局限于上皮层内,未突破基底膜。新近的分类将宫颈上皮异型增生和原位癌称为宫颈上皮内瘤变(CIN)。CIN Ⅰ级相当于Ⅰ级异型增生;CIN Ⅱ级相当于Ⅱ级异型增生；CIN Ⅲ级包括Ⅲ级异型增生和原位癌。CIN Ⅰ级为低级别鳞状上皮内病变（LSIL），CIN Ⅱ级和CIN Ⅲ级属于高级别鳞状上皮内病变（HSIL）。

三、宫颈癌

（一）组织学类型及病理特点

宫颈浸润癌约占宫颈癌的95%。

1. 肉眼观类型及病理特点　分为四型。①糜烂型：病变黏膜粗糙，呈颗粒状，质脆，触之易出血；②外生菜花型：癌组织向子宫颈表面生长，形成乳头或菜花状突起，表面常伴坏死及溃疡形成；③内生浸润型：癌组织主要向子宫颈深部浸润生长；④溃疡型。

2. 组织学类型及病理特点　分为两型。

（1）宫颈鳞状细胞癌

1）早期浸润癌或微小浸润性鳞状细胞癌：浸润深度不超过基底膜下5mm且浸润宽度不超过7mm。

2）浸润癌：癌组织浸润深度超过基底膜下5mm的部位，甚至侵及子宫颈全层或子宫颈周围组织并伴有临床症状。

（2）宫颈腺癌：镜下呈一般腺癌结构。预后较宫颈鳞状细胞癌差。

（二）扩散与转移

宫颈癌的主要扩散途径为直接蔓延及经淋巴道转移，血道转移少见。

四、葡萄胎、侵蚀性葡萄胎及绒毛膜癌

（一）葡萄胎

葡萄胎亦称水泡状胎块，目前多数学者认为是一种良性滋养层细胞肿瘤。

1. 肉眼观　典型的葡萄胎形状极似成串的葡萄，由于绒毛高度水肿，形成薄壁透明囊状物，内含清亮液体，之间有细蒂相连。

2. 镜下观　绒毛间质高度水肿而形成水泡状物，

间质血管消失或稀少，滋养层细胞不同程度增生，并有轻度异型性。

（二）侵蚀性葡萄胎

侵蚀性葡萄胎又称恶性葡萄胎，多数继发于葡萄胎之后。

由于水泡状绒毛常向子宫深肌层甚至向子宫外侵袭，引起组织破坏，甚至穿破肌壁引起大出血，并可转移至邻近阴道或远处肺等脏器。

化疗治疗侵蚀性葡萄胎有很好的疗效。

（三）绒毛膜癌

绒毛膜癌简称绒癌，是来自滋养层细胞的高度恶性肿瘤。瘤组织中无血管和其他间质，也无绒毛形成，这是与侵蚀性葡萄胎最主要的鉴别点。

五、卵巢上皮性肿瘤

卵巢上皮性肿瘤是最常见的卵巢肿瘤，可分为良性、恶性和交界性。

（一）浆液性肿瘤的病理变化

1. 良性浆液性囊腺瘤　囊内壁光滑，一般无囊壁的上皮性增厚和乳头状突起，囊腔由单层立方形或矮柱状上皮衬覆，无异型性。

2. 交界性浆液性囊腺瘤　可见较多的乳头，上皮细胞层次增加，细胞轻至中度异型，核分裂象增加。

3. 恶性浆液性囊腺癌　大量实性组织和乳头，肿瘤细胞异型性明显，核分裂象多见，伴有间质浸润。

（二）黏液性肿瘤的病理变化

1. 良性黏液性囊腺瘤　表面光滑，腔内充满黏液，较少形成乳头。囊腔被覆单层高柱状上皮，无异型性。

2. 交界性黏液性囊腺瘤　肿瘤含有较多的乳头结构。囊腔上皮细胞层次增加，细胞轻至中度异型，核分裂象增加。

3. 恶性黏液性囊腺癌 肿瘤形成较多复杂的腺体和乳头结构,上皮细胞明显异型,间质明显破坏性浸润。

(三)性索间质肿瘤的常见类型及病理变化

1. 颗粒细胞瘤 伴有雌激素分泌的功能性肿瘤。分化较好的瘤细胞常围绕一腔隙,排列成卵泡样结构,中央为粉染的蛋白液体或退化的细胞核,称为 Call-Exner 小体。

2. 卵泡膜细胞瘤 良性功能性肿瘤,多发生于绝经后女性,绝大多数患者有雌激素产生增多的体征。瘤细胞黄素化时与黄体细胞相像,称为黄素化的卵泡膜细胞瘤。

(四)生殖细胞肿瘤的常见类型及病理变化

1. 成熟性畸胎瘤 又称成熟性囊性畸胎瘤。肉眼观肿瘤呈囊性,充满皮脂样物,囊壁上可见头节,表面附有毛发,可见牙齿。镜下可见肿瘤由三个胚层成熟组织构成。

2. 未成熟性畸胎瘤 肿瘤中可见未成熟组织。肉眼观呈实性分叶状,可含有许多小的囊腔。

六、前列腺疾病

(一)良性前列腺增生的病理变化

良性前列腺增生又称前列腺肥大,是前列腺上皮和间质增生所致。

(二)前列腺癌的病理变化

前列腺癌是源自前列腺上皮的恶性肿瘤。显微镜下可见多数为分化好的腺泡腺癌,肿瘤腺泡规则,排列拥挤,可见背靠背现象,腺体由单层细胞构成,外层的基底细胞缺如及核仁增大是高分化腺泡腺癌的主要诊断标准。

【名师助记】

葡萄胎、侵袭性葡萄胎及绒毛膜癌要点:

葡萄胎,似葡萄,良性滋养层细胞。

多数继发变恶性，子宫肌层侵蚀行。

绒癌多在葡萄后，滋养细胞恶肿瘤。

【仿真自测】

1. 下列肿瘤中属于良性肿瘤的是

A. 白血病　　B. 神经母细胞瘤

C. 葡萄胎　　D. 骨髓瘤

E. 无性细胞瘤

2. 绒毛膜癌与侵蚀性葡萄胎主要的鉴别依据是

A. HCG 阳性

B. 病理检查无绒毛结构

C. 有卵巢黄素化囊肿

D. 胸部 X 线片有面团状阴影

E. 阴道有紫蓝色转移结节

第十一节 常见传染病及寄生虫病

【自测摸底】

典型的结核病局部病变不表现为

A. 结节　　B. 肉芽肿

C. 干酪样坏死　　D. 冷脓肿

E. 红、肿、热、痛

【名师精讲】

一、结核病

（一）基本病理变化

1. 渗出为主的变化　机体免疫力低下或菌量多、毒力强及超敏反应明显时，常出现渗出性病变。

［答案］1. C　2. B

2. 增生为主的变化 细菌量较少、毒力较低、机体免疫力较强时，表现为增生为主的病变，形成具有一定形态特征的结核结节。

3. 坏死为主的变化 细菌数量多、毒力强、机体免疫力低或超敏反应强烈时，渗出及增生的病变均可继发干酪样坏死。

（二）原发性肺结核病的病理变化和结局

1. 病变特点 结核分枝杆菌经呼吸道进入肺内，首先在肺通气较好的上叶下部或下叶上部靠近肺膜处形成肺内原发灶。

2. 发展和结局 绝大多数原发性肺结核病患者在感染过程中因机体免疫力增强而自然痊愈；少数患者因营养不良或同时患有其他传染病而使病情恶化，结合杆菌可沿淋巴道、血道和支气管播散。血道播散多为原发性肺结核病的播散方式，形成全身粟粒型结核病、肺粟粒型结核病。

（三）继发性肺结核病的病理变化和结局

1. 病变特点 早期病变多从肺尖开始，很少发生血道播散，如果病灶蔓延，主要沿支气管在肺内播散。

2. 病理类型 ①局灶性肺结核：患者常无自觉症状，少数患者可发展为浸润性肺结核。②浸润性肺结核：是临床上最常见的一种类型，属于活动性肺结核。患者有低热、盗汗、咳嗽、咯血等症状。③慢性纤维空洞性肺结核：在浸润性肺结核急性空洞的基础上，病变经久不愈而形成。病变特点是厚壁空洞形成、肺内出现新旧不同的播散病灶。④干酪性肺炎。⑤结核球。⑥结核性胸膜炎。

二、细菌性痢疾

（一）病理变化

1. 急性细菌性痢疾 主要发生于大肠，以乙状结肠和直肠最重。初期表现为急性黏液卡他性炎，随后大量纤维素渗出，与坏死的黏膜组织、中性粒细胞等一起形成特征性的假膜（假膜性炎）。急性细菌性痢疾发病约1周后，在中性粒细胞破坏后释出的蛋白溶解酶作用下，纤维素和坏死组织发生溶解液化，而使假膜成片脱落，假膜脱落后形成表浅、大小不等的“地图状溃疡”。

2. 中毒性细菌性痢疾 肠道病理变化表现为卡他性肠炎或滤泡性肠炎。虽然肠道病理变化较轻，但常于发病后数小时内发生中毒性休克和呼吸衰竭。

3. 慢性细菌性痢疾 由急性细菌性痢疾迁延而来。肠道病理变化表现为新老病变相互混杂。

（二）病理临床联系

1. 毒血症 发热、头痛、乏力、食欲不振和末梢血白细胞增多。

2. 腹痛和腹泻 与炎症渗出和病变肠管蠕动增强有关。

3. 里急后重和排便次数增多 与直肠壁受炎症刺激有关。

4. 中毒性休克 由严重的毒血症引起，多发生于2~7岁儿童，常由福氏和宋氏志贺菌引起。

三、伤寒

（一）病理变化

1. 髓样肿胀期 淋巴组织肿胀、隆起于黏膜表面，似脑沟回，集合淋巴小结病变最典型。镜下巨噬细胞增生明显，吞噬伤寒沙门菌、红细胞和细胞碎片，称为伤寒细胞，由伤寒细胞聚集成的结节称伤寒小结。

2. 坏死期 淋巴组织中心和局部黏膜组织发生坏死。

3. 溃疡期 一般在发病后第3周，由于坏死组织逐渐崩解脱落，形成溃疡。孤立淋巴小结病变形成的溃疡为圆形。

4. 愈合期 肉芽组织增生填补溃疡性缺损，边缘上皮再生。

（二）病理临床联系

毒血症和败血症出现持续高热；中毒性心肌炎可引起相对缓脉；肠道病变引起食欲减退、腹部不适、右下腹痛等；若伤寒沙门菌在患者胆囊内长期繁殖可成为慢性带菌者；肠出血可发生失血性休克；肠穿孔可引起弥漫性腹膜炎。

四、流行性脑脊髓膜炎

1. 肉眼观 蛛网膜下腔充满灰黄色脓性渗出物，使脑回、脑沟模糊不清；脑顶部及脑底部积脓；由于炎性渗出物的阻塞，脑脊液循环发生障碍，可引起脑室扩张。

2. 镜下观 蛛网膜、软脑膜血管高度扩张充血；蛛网膜下腔内见大量中性粒细胞、少量淋巴细胞、单核细胞及纤维素渗出；严重病例在近脑膜的脑组织处亦可出现化脓性炎症，称脑膜脑炎。

五、流行性乙型脑炎

1. 肉眼观 脑回变宽，脑沟变窄。脑灰质内见散在分布的粟粒大小的软化灶。

2. 镜下观

（1）变质性改变：①变性。表现为神经细胞胞体肿胀、尼氏小体消失，胞质内空泡形成，核偏位。②坏死。重者神经细胞出现核浓缩、碎裂和溶解。③软化灶形成。病变严重时，灶性神经组织坏死、液化，形成染色较淡的筛网状病灶。④卫星现象。变性、坏死的神经细胞周围常有增生的少突胶质细胞围绕，称为卫星现象。⑤噬神经细胞现象：小胶质细胞、中性粒细胞侵入坏死的神经细胞内，称为噬神经细胞现象。

（2）渗出性改变：脑实质内血管周围间隙增宽，并有多量淋巴细胞呈袖套样浸润，称血管淋巴套。

（3）增生性改变：小胶质细胞增生，可呈弥漫性或形成局灶性的胶质结节，多位于小血管及坏死的神经细胞附近。

六、血吸虫病

（一）基本病理变化

1. 尾蚴引起的损害 尾蚴性皮炎。初期为中性粒细胞和嗜酸性粒细胞浸润，后期以单核细胞为主。

2. 童虫引起的损害 童虫移行到肺时，部分可穿破肺泡壁毛细血管，游出到肺组织中，引起点状出血及白细胞浸润并可引起血管炎和血管周围炎。

3. 成虫引起的损害 血吸虫在门静脉系统内发育成熟，其代谢产物可使机体发生贫血、嗜酸性粒细胞增多、脾大、静脉内膜炎及静脉周围炎。死亡虫体周围可见组织坏死，大量嗜酸性粒细胞浸润形成嗜酸性脓肿。

4. 虫卵引起的损害 是血吸虫病最主要的病变。虫卵除主要沉着于乙状结肠和直肠壁以及肝外，也常见于回肠末端、阑尾及升结肠等处。肺、脑等也可见到。其病变表现为：①急性虫卵结节，为急性坏死、渗出性病灶；②慢性虫卵结节，为肉芽肿性炎。

（二）肝、肠的病理变化及后果

1. 肝脏 血吸虫性肝硬化，无明显的假小叶形成是其特点。后果：窦前性门静脉高压，在临床上较早出现腹水、巨脾和食管下静脉曲张等体征。

2. 肠道 急性虫卵结节形成。黏膜充血、水肿，严重者坏死、溃疡形成。后果：腹痛、腹泻、黏液便。慢性期因虫卵反复沉积，溃疡反复形成，最后导致肠壁纤维化或息肉形成，严重者可致肠腔狭窄和梗阻。

七、艾滋病、性传播疾病

（一）艾滋病（AIDS）

1. 概述 人类免疫缺陷病毒（HIV）为单链 RNA 病毒。患者和无症状病毒携带者是本病的传染源。HIV 主要存在于宿主血液、精液、子宫和阴道分泌物及乳汁中。

AIDS 的传播途径:①性接触传播;②通过污染的针头或医疗器械传播;③输血和血制品传播;④母体病毒经胎盘感染胎儿或通过哺乳、黏膜接触等方式感染婴儿;⑤医务人员职业性传播(少见)。

2. 病理变化

(1) 淋巴组织的变化:早期淋巴结肿大,晚期淋巴细胞减少。

(2) 机会性感染:其中以中枢神经系统、肺、消化道受累最为常见,如肺孢子菌感染。约 70% 的病例有中枢神经系统受累,如弓形体或新生隐球菌感染所致脑炎或脑膜炎。

(3) 恶性肿瘤:约 30% 的患者可发生卡波西(Kaposi)肉瘤。

(二) 尖锐湿疣

尖锐湿疣是由人乳头状瘤病毒(HPV)引起的性传播疾病。好发于潮湿、温暖的黏膜和皮肤交界部位。尖锐湿疣主要通过性接触传播,也可间接感染而致病。

(三) 淋病

1. 淋病是由淋病奈瑟菌(淋球菌)引起的急性化脓性炎,是最常见的性传播疾病。成人几乎全部通过性接触传染,儿童可通过接触患者用过的衣物等传染。

2. 淋球菌主要侵犯泌尿生殖系统。

【仿真自测】

1. 急性细菌性痢疾病变最显著的部位是
   A. 回肠末端　　B. 直肠与乙状结肠
   C. 升结肠　　D. 降结肠
   E. 整个结肠

[答案] 1. B

2. 不会出现肉芽肿性病变的疾病是
   A. 结节病
   B. 细菌性痢疾
   C. 结核病
   D. 血吸虫病
   E. 伤寒
3. 男,40岁。曾在国外居住多年,3年前回国,近半年持续低热,伴乏力,周身淋巴结肿大,口腔黏膜反复感染,大量抗生素治疗效果不佳,近来体重减轻。血常规示白细胞计数下降和贫血。此时应考虑的疾病是
   A. 结核病
   B. 白塞病
   C. 传染性单核细胞增多症
   D. 艾滋病
   E. 亚急性变应性败血症
4. 艾滋病病毒主要侵害的人体细胞是
   A. T淋巴细胞　　B. B淋巴细胞
   C. 抑制性T细胞　　D. 辅助性T细胞
   E. 巨噬细胞

[答案] 2. B　3. D　4. D

第四章

药　理　学

【考情分析】

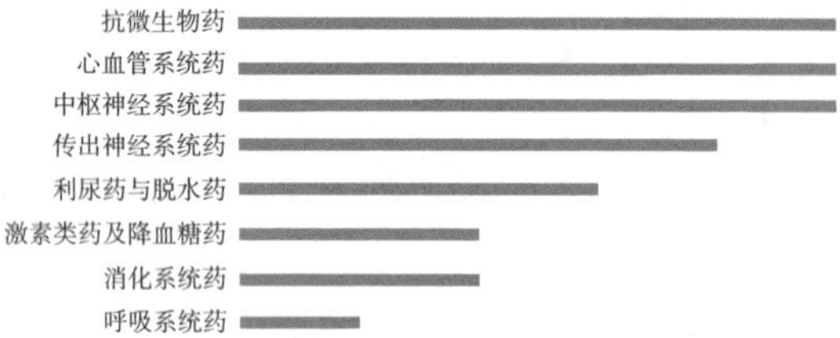

抗微生物药
心血管系统药
中枢神经系统药
传出神经系统药
利尿药与脱水药
激素类药及降血糖药
消化系统药
呼吸系统药

第一节　总　　论

【自测摸底】

1. 下列对药物的描述正确的是
   A. 药物是一种化学物质
   B. 药物是能干扰细胞代谢活动的化学物质
   C. 药物是能影响机体生理功能的物质
   D. 药物是用以防治及诊断疾病的物质
   E. 药物是有滋补、营养、保健、康复作用的物质

2. 有关生物利用度,下列叙述正确的是
   A. 药物吸收进入血液循环的量
   B. 达到峰浓度时体内的总药量
   C. 达到稳态浓度时体内的总药量
   D. 药物吸收进入体循环的量和速度
   E. 药物通过胃肠道进入肝门静脉的量

【名师精讲】

一、药物效应动力学

(一) 治疗作用

凡符合用药目的,有利于疾病及症状缓解或消除的作用均为治疗作用。根据用药目的又分为对因治疗和对症治疗两类。前者能消除病因,称为治本;后者可减轻症状,称为治标。两类作用各有其特点,不可偏废。

(二) 副反应

一种较轻的不良反应,指在治疗剂量时出现的与治疗目的无关的作用。副反应是药物本身固有的,故可预知,并与治疗作用并存且因用药目的不同而相互转化。

(三) 毒性反应

因用药量过大或疗程过长引起的一种严重的不良反应。一般能事先预知,严重的甚至导致器官功能永久性损害,如氯霉素引起骨髓造血功能的抑制。根据用药时间长短不同发生的毒性反应又分为急性毒性反应和慢性毒性反应两种。某些药物对某些器官可引起特异性毒性反应,如砷、汞对肝、肾的损害,氨基糖苷类抗生素对前庭神经和耳蜗听神经的损伤。严格控制剂量、合理确定给药间隔时间、强调剂量个体化,是防止或减轻毒性反应的重要措施。

（四）超敏反应

药物或其在人体中的代谢产物与体内的血浆蛋白或组织蛋白结合形成抗原，引起的病理性免疫反应。其症状多种多样，严重的可引起过敏性休克。变态反应与药物的作用和用药剂量无关，且事先难以预知。

（五）后遗效应

停用药物后，血浆中药物浓度已降至最小有效浓度（即阈浓度）以下时仍显现的药理作用。后遗效应出现的时间可长可短，常见的如服用中枢抑制药后的嗜睡现象。

二、药物代谢动力学

（一）首过效应

首过效应指药物进入体循环前被肠细胞或肝脏代谢，使进入体循环的有效药物量减少，药效明显降低的现象。首过效应明显的药物，其生物利用度降低。

（二）体液的 pH 与药物的解离度

绝大多数药物属于弱酸性或弱碱性有机化合物，在体液中均不同程度地解离。分子型（非解离型）药物疏水而亲脂，易通过细胞膜；离子型药物极性高，不易通过细胞膜脂质层，这种现象称为离子障。药物解离程度取决于体液 pH 和药物解离常数（K_a）。解离常数的负对数值为 pK_a，表示药物的解离度，是指药物解离 50% 时所在体液的 pH。各药都有固定的 pK_a。

（三）肠肝循环

肠肝循环是指从肝脏分泌到胆汁的药物及其代谢产物进入肠腔后，部分又从小肠细胞吸收，经肝脏进入血液循环的过程。具有肠肝循环特点的药物由于在体内滞留的时间延长，既可使作用维持时间延长，也可导致药物排泄缓慢而使不良反应加重。

（四）稳态血浆药物浓度

临床治疗中，根据治疗目的，常采取同一种药物反复多次给药的方法，使血中浓度逐渐升高。当给药速率与体内消除速率达到平衡时，血药浓度维持在一个相对稳定的状态，此即“稳态血浆浓度”。掌握此概念，对于确定合理的用药剂量和给药途径、制订科学治疗方案具有重要意义。

（五）半衰期

常指血浆半衰期或消除半衰期，是血浆药物浓度下降一半所需要的时间，以小时为单位，反映药物在体内的消除速度。半衰期是药物分类、确定给药间隔时间、预测达到稳态血药浓度和药物基本消除时间的依据。

（六）生物利用度

生物利用度是指药物制剂被机体吸收利用的程度和速度，常以百分率表示。生物利用度反映药物制剂的质量，可作为评价药物的吸收率及药物吸收速度对药物疗效影响的重要指标。

【名师助记】

1. 药物　预防、治疗和诊断疾病的物质。特点是安全、有效、质量可控。

2. 食物　安全，不一定有效。

3. 毒物　有效，但不安全。

三者之间无绝对界限，药物与毒物仅存在用量的差异。

【仿真自测】

1. 药物通过肝脏代谢后不会出现的情况是

A. 毒性降低或消失　　B. 作用降低或消失

C. 分子量减少　　D. 极性增高

E. 脂溶性加大

［答案］1. E

2. 药理学是医学教学中的一门重要学科,原因在于
   A. 药理学阐明了药物的作用机制
   B. 药理学能改善药物质量,提高药物疗效
   C. 药理学为开发新药提供实验资料与理论依据
   D. 药理学为指导临床合理用药提供理论基础
   E. 药理学具有桥梁学科的性质

第二节 传出神经系统药

【自测摸底】

1. 乙酰胆碱的作用是
   A. 激动 M、N 胆碱受体
   B. 拮抗 M、N 胆碱受体
   C. 选择性激动 M 胆碱受体
   D. N 胆碱受体激动剂
   E. 抑制胆碱酯酶
2. 去甲肾上腺素扩张冠状血管的主要原因是
   A. 激动 β_2 受体
   B. 激动 M 胆碱受体
   C. 激动 α 受体
   D. 使心肌代谢产物腺苷增加
   E. 激动 β_1 受体

【名师精讲】

一、胆碱受体激动药与胆碱酯酶抑制药

(一)毛果芸香碱的药理作用及临床应用

毛果芸香碱又名匹鲁卡品,是从毛果芸香属植物中提出的生物碱。

[答案] 2. D

药理作用:能直接作用于副交感神经(包括支配汗腺的交感神经)节后纤维支配的效应器官的M胆碱受体,尤其对眼和腺体作用较明显。①眼:滴眼后可引起缩瞳、降低眼内压和调节痉挛等作用;②腺体:皮下注射可使汗腺、唾液腺分泌明显增加。

临床应用:①青光眼时,低浓度的毛果芸香碱(2%以下)可滴眼用于治疗闭角型青光眼,用药后可使患者瞳孔缩小,眼内压下降;②虹膜炎时,与扩瞳药交替使用,可防止虹膜与晶状体粘连。

不良反应:过量可出现M胆碱受体过度兴奋症状,可用阿托品对症处理。

(二)有机磷酸酯类的毒理及中毒解救

1. 毒理　有机磷酸酯类属难逆性抗AChE药,进入机体后,其分子中的活性基团以共价键形式与AChE的酯解部分牢固结合,形成难以水解的磷酰化AChE,使AChE失去水解ACh的能力,致使ACh大量堆积在胆碱能神经末梢处,引起一系列中毒症状,若不及时解救,将导致AChE"老化"。

2. 中毒解救

(1) 清除毒物:是避免毒物进一步吸收的有效措施。毒物经皮肤吸收者,可用温水或肥皂水清洗皮肤;经消化道进入者,可采取洗胃和导泻加速毒物排出。

(2) 对症处理:及早、反复、足量使用胆碱受体拮抗药阿托品。

(3) 恢复AChE活性:常用氯解磷定。

二、胆碱受体拮抗药——阿托品

(一)药理作用

1. 腺体　阿托品通过M胆碱受体的拮抗作用抑制腺体分泌,对唾液腺与汗腺的作用最敏感,但对胃酸浓度影响较小。

2. 眼　阿托品拮抗M胆碱受体,使瞳孔括约肌和睫状肌松弛,出现扩瞳、眼内压升高和调节麻痹。

3. 平滑肌 阿托品对多种内脏平滑肌有松弛作用,尤其对过度活动或痉挛的平滑肌作用更为显著。

4. 心脏

(1) 心率:阿托品对心脏的主要作用为加快心率,但治疗量的阿托品(0.4~0.6mg)在部分患者常可见心率短暂性轻度减慢。

(2) 房室传导:阿托品可拮抗迷走神经过度兴奋所致的房室传导阻滞和心律失常。

5. 血管与血压 大剂量的阿托品可引起皮肤血管扩张,出现潮红、温热等症状,尤其当微循环血管痉挛时,有明显的解痉作用,可改善微循环。

6. 中枢神经系统 ①治疗剂量(0.5~1.0mg)的兴奋作用不明显;②较大剂量(1~2mg)可轻度兴奋延髓和大脑;③中毒剂量(>10mg)使中枢由兴奋转入抑制(昏迷等)。

(二) 临床应用

1. 解除平滑肌痉挛。

2. 抑制腺体分泌 用于全身麻醉前给药。

3. 眼科 ①虹膜睫状体炎:松弛虹膜括约肌和睫状肌;②验光、检查眼底(扩瞳)。

4. 治疗缓慢型心律失常。

5. 抗休克 舒张外周血管,改善微循环。

6. 解救有机磷酸酯类中毒。

(三) 不良反应、中毒及禁忌证

1. 不良反应 口干、心悸、视物模糊、皮肤潮红等。

2. 过量中毒 幻觉、谵妄、精神错乱、高热,严重时可使中枢由兴奋转入抑制,出现昏迷、血压下降、呼吸抑制。

中毒的解救:①对症,如吸氧、人工呼吸;②药物对抗,如地西泮、毛果芸香碱、新斯的明、毒扁豆碱。

3. 禁忌证 青光眼、前列腺肥大、麻痹性肠梗阻。

三、肾上腺素受体激动药

（一）肾上腺素药的理作用、临床应用及不良反应

1. 药理作用　肾上腺素主要激动 α 受体和 β 受体。

（1）心脏：作用于心肌、传导系统和窦房结的 β_1 及 β_2 受体，加强心肌收缩力，加速传导，加快心率，提高心肌兴奋性。其不利的一面是提高心肌代谢，使心肌耗氧量增加，如剂量过大或静脉注射过快，可引起心律失常。

（2）血管：激动血管平滑肌上的 α 受体，血管收缩；激动 β 受体，血管舒张。

（3）血压：由于心脏兴奋，心输出量增加，故收缩压升高；舒张压不变或下降，此时脉压加大。

（4）平滑肌：肾上腺素对平滑肌的作用主要取决于器官组织上的肾上腺素受体的类型。能激动支气管平滑肌 β_2 受体，发挥强大的舒张作用，并能抑制肥大细胞释放致敏物质（组胺等），还可使支气管黏膜血管收缩，降低毛细血管的通透性，有利于消除支气管黏膜水肿。

（5）代谢：肾上腺素能提高机体代谢。

（6）中枢神经系统：肾上腺素不易透过血脑屏障，治疗量时一般无明显中枢兴奋现象，大剂量时出现中枢兴奋症状，如激动、呕吐、肌强直，甚至惊厥等。

2. 临床应用

（1）心搏骤停：用于溺水、麻醉和手术过程中的意外，药物中毒，传染病和心脏传导阻滞等所致的心搏骤停。

（2）过敏性疾病：用于过敏性休克、支气管哮喘。

（3）治疗血管神经性水肿及血清病。

（4）与局麻药配伍及局部止血。

（5）治疗青光眼。

3. 不良反应及禁忌证

（1）不良反应：心悸、烦躁、头痛、血压升高等。

（2）禁忌证：老年人慎用。高血压、脑动脉硬化症、器质性心脏病、糖尿病和甲亢患者等禁用。

（二）多巴胺的药理作用、临床应用及不良反应

多巴胺是去甲肾上腺素生物合成的前体，主要激动α受体、β受体和外周多巴胺受体。低浓度时舒张肾血管，大剂量时可使肾血管明显收缩。临床用于各种休克，如感染中毒性休克、心源性休克及出血性休克等。

（三）去甲肾上腺素的药理作用、临床应用及不良反应

1. 药理作用　去甲肾上腺素对α受体具有强大的激动作用，对心脏β_1受体作用较弱，对β_2受体几乎无作用。

（1）血管：激动血管的α_1受体，使血管收缩，主要是使小动脉和小静脉收缩。

（2）心脏：较弱激动心脏的β_1受体，使心肌收缩力加强，心率加快，传导加速，心输出量增加。

（3）血压：小剂量静脉滴注使收缩压升高，而舒张压升高不明显；较大剂量时，收缩压升高的同时舒张压也明显升高。

（4）其他：仅在大剂量时才出现血糖升高。对中枢神经系统的作用较弱。对于孕妇，可增加子宫收缩的频率。

2. 临床应用

（1）休克：主要用于神经性休克早期血压骤降时。

（2）药物中毒性低血压：用于中枢抑制药（镇静催眠药、抗精神病药）中毒，特别是氯丙嗪中毒时。

（3）上消化道出血。

3. 不良反应及禁忌证

（1）不良反应：①局部组织缺血坏死；②肾血管剧烈收缩致急性肾衰竭。

（2）禁忌证：高血压、动脉硬化症、器质性心脏病及少尿、无尿、严重微循环障碍患者禁用。

（四）异丙肾上腺素的药理作用、临床应用及不良反应

1. 药理作用　主要激动β受体，对β_1受体和β_2

受体选择性很低；对 α 受体几乎无作用。

（1）心脏：对心脏 β_1 受体具有强大的激动作用，表现为正性肌力和正性频率作用，缩短收缩期和舒张期。也能引起心律失常，但较少产生心室颤动。

（2）血管和血压：激动 β_2 受体，舒张血管。静脉滴注使收缩压升高而舒张压略下降，冠状动脉血流量增加；但如静脉注射给药，则舒张压也明显下降，冠状动脉有效血流量不增加。

（3）支气管平滑肌：可激动 β_2 受体，舒张支气管平滑肌，抑制组胺等致敏物质释放。

（4）其他：能增加糖原分解，增加组织耗氧量。升高血中游离脂肪酸。不易透过血脑屏障，中枢兴奋作用不明显。

2. 临床应用

（1）支气管哮喘：用于控制支气管哮喘急性发作，舌下或喷雾给药，疗效快而强。

（2）房室传导阻滞：舌下含药或静脉滴注给药，治疗Ⅱ度、Ⅲ度房室传导阻滞。

（3）心搏骤停：适用于心室自身节律缓慢、高度房室传导阻滞或窦房结功能衰竭而并发的心搏骤停，常与去甲肾上腺素或间羟胺合用于心室内注射。

（4）感染性休克：适用于中心静脉压高、心输出量低的感染性休克。

3. 不良反应　常见心悸、头痛、头晕等不良反应。当支气管哮喘患者已明显缺氧时，易致心律失常。用药过程中应密切注意心率变化。长期反复应用易产生耐受性，使疗效下降；继续加大剂量，有可能产生严重的心律失常甚至心室颤动而引起猝死。故应控制剂量。

【名师助记】

去甲肾上腺素、肾上腺素、异丙肾上腺素的鉴别见表 1-35。

表 1-35 去甲肾上腺素、肾上腺素、异丙肾上腺素的鉴别

鉴别要点	去甲肾上腺素	肾上腺素	异丙肾上腺素
相同点	都属于肾上腺素受体激动药，与肾上腺素受体结合后可激动受体，产生肾上腺素样作用。这类药都能兴奋心脏，不能口服，都易产生快速耐受性		
肾上腺素受体亚型	α	α、β	β
药理作用	①血管：收缩。 ②心脏（较弱激动 $β_1$ 受体）：心肌收缩力加强，心率加快，传导加速，心输出量增加。 ③血压：小剂量时脉压加大，大剂量时脉压变小	①心脏：加强心肌收缩力，加速传导，加快心率，提高心肌兴奋性，增加心输出量。 ②血管：激动 α 受体时血管收缩；激动 $β_2$ 受体时血管舒张。 ③血压：皮下注射或低浓度静脉滴注时，脉压增大；大剂量静脉注射时，收缩压和舒张压都升高。 ④平滑肌：舒张。 ⑤代谢：升高血糖	①心脏：对心脏 $β_1$ 受体有强大的激动作用，缩短舒张期和收缩期。 ②血管：主要激动 $β_2$ 受体使骨骼肌血管舒张。 ③血压：静脉滴注时收缩压升高而舒张压略降；静脉注射时则引起舒张压明显下降。 ④支气管平滑肌：舒张

四、肾上腺素受体拮抗药

（一）酚妥拉明的药理作用、临床应用及不良反应

1. 酚妥拉明的药理作用　竞争性拮抗 α 受体，拮抗肾上腺素的 α 型作用。

（1）血管：使血管舒张，血压下降。

（2）心脏：具有心脏兴奋作用。

（3）其他：有拟胆碱作用，使胃肠平滑肌兴奋。有组胺样作用，使胃酸分泌增加。

2. 酚妥拉明的临床应用

（1）治疗外周血管痉挛性疾病。

（2）治疗去甲肾上腺素静脉滴注外漏：皮下浸润注射。

（3）治疗肾上腺嗜铬细胞瘤。

（4）抗休克：改善休克状态时的内脏血液灌注，解除微循环障碍。

（5）治疗急性心肌梗死和顽固性充血性心力衰竭。

（6）治疗药物引起的高血压。

3. 不良反应　常见的不良反应有低血压，胃肠道平滑肌兴奋所致的腹痛、腹泻、呕吐和诱发溃疡病（可能与其胆碱受体激动作用有关）。静脉给药有时可引起严重的心率加速、心律失常和心绞痛，因此须缓慢注射或滴注。胃炎，胃、十二指肠溃疡，冠心病患者慎用。

（二）普萘洛尔的药理作用及不良反应

1. 药理作用

（1）拮抗 β 受体，抑制交感神经兴奋时的各种作用。

（2）大剂量时有膜稳定作用。

（3）适用于室上性心律失常，尤其对交感神经兴奋有关的各种室上性心律失常较好。对运动、情绪激

动、甲亢、嗜铬细胞瘤、折返性室上性心动过速均有效。

2. 不良反应 由于普萘洛尔能透入神经系统，故可出现中枢神经系统不良反应。

(1) 较常见的不良反应有眩晕或头晕(低血压所致)、心率缓慢(<50次/min)。

(2) 较少见的不良反应有支气管痉挛及呼吸困难、充血性心力衰竭、神志模糊(尤其见于老年人)、精神抑郁、反应迟钝。

(3) 更少见的不良反应有发热和咽痛(粒细胞缺乏)、皮疹(过敏反应)、出血倾向(血小板减小)。

(4) 不良反应持续存在时，须格外警惕四肢冰冷，腹泻，倦怠，眼、口或皮肤干燥，恶心，指(趾)麻木，异常疲乏等。

(三) 美托洛尔的药理作用、临床应用及不良反应

1. 药理作用及应用 美托洛尔是 β_1 受体选择性拮抗剂，无内在拟交感活性和膜稳定作用。β_1 受体拮抗作用的强度与普萘洛尔相似，但拮抗 β_2 受体的作用甚微，治疗剂量对应激状态下由 β_2 受体兴奋产生的血管扩张和重要器官血流量无明显影响。无收缩支气管的不良反应，可长期应用。

2. 不良反应 可见心率减慢、心脏传导阻滞、血压降低、心力衰竭加重、外周血管痉挛导致的四肢冰冷或脉搏不能触及、雷诺现象、疲乏和眩晕、抑郁、头痛、多梦、失眠、幻觉、恶心、胃痛、便秘、腹泻、气急、关节痛、瘙痒、腹膜后腔纤维变性、耳聋、眼痛等。

【名师助记】

阿托品作用要点：

阿托拮抗M体，松弛内脏平滑肌。

扩瞳扩微兴心脏，升高眼压抑腺体。

【仿真自测】

1. β受体拮抗药的作用是
   A. 可使心率加快、心输出量增加
   B. 有时可诱发或加重哮喘
   C. 促进脂肪分解
   D. 促进肾素分泌
   E. 升高眼内压
2. 普萘洛尔治疗心律失常的药理作用基础是
   A. β受体拮抗　B. 膜稳定作用
   C. 无内在拟交感活性　D. 钠通道阻滞
   E. α受体拮抗
3. 下列药物可诱发支气管哮喘的是
   A. 山莨菪碱　B. 异丙肾上腺素
   C. 间羟胺　D. 普萘洛尔
   E. 酚妥拉明
4. 毛果芸香碱对眼睛的作用是
   A. 瞳孔缩小,升高眼内压,调节痉挛
   B. 瞳孔缩小,降低眼内压,调节痉挛
   C. 瞳孔扩大,升高眼内压,调节麻痹
   D. 瞳孔扩大,降低眼内压,调节麻痹
   E. 瞳孔缩小,降低眼内压,调节麻痹
5. 毛果芸香碱滴眼后,对视力的影响是
   A. 视近物清楚,视远物模糊
   B. 视近物模糊,视远物清楚
   C. 视近物、远物均清楚
   D. 视近物、远物均模糊
   E. 对视力没有影响

［答案］1. B　2. A　3. D　4. B　5. A

6. 异丙肾上腺素的作用有
   A. 收缩血管、舒张支气管、增加组织耗氧量
   B. 收缩血管、舒张支气管、降低组织耗氧量
   C. 舒张血管、舒张支气管、增加组织耗氧量
   D. 舒张血管、舒张支气管、降低组织耗氧量
   E. 舒张血管、收缩支气管、降低组织耗氧量
7. 肾上腺素与异丙肾上腺素共同的适应证是
   A. 过敏性休克
   B. 房室传导阻滞
   C. 与局麻药配伍，延长局麻药的作用时间
   D. 支气管哮喘
   E. 局部止血

第三节 局部麻醉药

【自测摸底】

目前在临床应用最多的局部麻醉药是

A. 利多卡因　　B. 胺碘酮
C. 普鲁卡因胺　　D. 氟卡尼
E. 奎尼丁

【名师精讲】

局部麻醉药可作用于神经，提高阈电位，抑制动作电位去极化上升速度，延长动作电位的不应期，甚至使神经细胞丧失兴奋性及传导性。

（一）普鲁卡因

亲脂性低，黏膜穿透力弱，用于除表面麻醉外的各

［答案］6. D　7. D

种局部麻醉,也可用于损伤部位的局部封闭。用药前宜做皮肤过敏试验。应避免与磺胺类药物同时应用。过量可引起中枢神经系统和心血管系统反应,也可引起过敏反应。

（二）利多卡因

作用快,强而持久,穿透力强,安全范围大,可用于各种局部麻醉,是目前应用最多的局部麻醉药,也可用于治疗心律失常。

第四节 中枢神经系统药

【自测摸底】

吗啡不会产生的作用是

A. 呼吸抑制　　B. 止咳作用

C. 直立性低血压　　D. 肠道蠕动增加

E. 支气管收缩

【名师精讲】

一、镇静催眠药

（一）地西泮的药理作用、临床应用及不良反应

1. 药理作用

(1) 抗焦虑。

(2) 镇静催眠。

(3) 抗惊厥、抗癫痫:本药的抗惊厥、抗癫痫作用显著。

(4) 中枢性肌肉松弛:药物通过抑制脊髓多突触反射,使中间神经元的传递过程受抑制,产生中枢性肌肉松弛作用。

2. 用途

(1) 焦虑症:常用于持续性焦虑状态。

(2) 失眠症、麻醉前给药、心脏电击复律或内镜

检查前给药。作为镇静催眠药,已完全取代巴比妥类药。

(3) 惊厥和癫痫:用于破伤风、子痫、药物中毒及小儿高热所致的惊厥;静脉注射本药是治疗癫痫持续状态的首选药。

(4) 肌强直与肌痉挛:可用于脑血管意外、脊髓损伤引起的肌强直以及关节病变、腰肌劳损等所致的肌痉挛。

3. 不良反应

(1) 中枢神经症状:如头晕、嗜睡、乏力、记忆力减退,大剂量偶致共济失调,故精细操作和高空作业人员禁用。

(2) 耐受性与依赖性:反复用药可产生耐受。

(3) 急性中毒:过量或静脉注射过快可出现昏迷和呼吸、循环抑制,除对症处理外,可用其特异性拮抗剂氟马西尼解救。

(4) 致畸作用:动物实验证明,本药有致畸作用,故早孕妇女禁用。

(二)艾司唑仑

艾司唑仑是临床常用的中效苯二氮䓬类药物,有镇静、催眠、抗焦虑、抗惊厥作用。与地西泮比较,作用更快,维持时间更短,宿醉反应少。常用于麻醉前给药,以及焦虑症、失眠症、癫痫以及惊厥等的治疗。

二、抗癫痫药

(一)苯妥英钠的药理作用及临床应用

1. 苯妥英钠是治疗大发作和局限性发作的首选药物,但对小发作(失神发作)无效,有时甚至使病情恶化。

2. 可用于治疗三叉神经痛和舌咽神经痛等中枢疼痛综合征。

3. 有抗心律失常作用。

（二）卡马西平的药理作用及临床应用

治疗浓度时能阻滞 Na^+ 通道，抑制癫痫灶及其周围神经元放电。已证明卡马西平能增强 GABA 在突触后的作用。最初用于治疗三叉神经痛，后用于抗癫痫。治疗神经痛效果优于苯妥英钠。还用于治疗尿崩症。对锂盐无效的躁狂、抑郁症有效。

（三）丙戊酸钠的药理作用及临床应用

丙戊酸钠为广谱抗癫痫药，对各类型癫痫都有一定疗效，是大发作合并小发作时的首选药物，对其他药物未能控制的顽固性癫痫也有效。

三、抗精神失常药

（一）氯丙嗪的药理作用、临床应用及不良反应

1. 药理作用

（1）中枢神经系统的作用：①抗精神分裂症作用（拮抗中脑-边缘系统和中脑-皮层系统的 D_2 受体）；②镇吐作用；③对体温调节的影响：抑制体温调节中枢，使体温调节失灵，体温随环境温度变化而升降，与物理降温配合有协同降温作用。

（2）自主神经系统的作用：拮抗 α 肾上腺素受体，致血管扩张、血压下降；拮抗 M 胆碱受体，引起口干、便秘、视物模糊等。

（3）内分泌系统的作用：拮抗结节-漏斗通路的 D_2 受体，增加催乳素的分泌，抑制促性腺激素、生长激素和糖皮质激素的分泌。

2. 临床应用

（1）精神分裂症：对Ⅰ型精神分裂症（以精神运动性兴奋和幻觉妄想为主）有良好的治疗效果，对其他精神病伴有的兴奋、躁动、紧张、幻觉、妄想等也有显著疗效。

（2）呕吐和顽固性呃逆：对药物和疾病引起的呕吐有显著镇吐作用，对晕动症（晕船、晕车）引起的呕

吐无效。对顽固性呃逆有显著疗效。

（3）低温麻醉和人工冬眠：常用于低温麻醉或与哌替啶、异丙嗪组成冬眠合剂，用于严重创伤、感染性休克、高热惊厥等病症的辅助治疗。

3. 不良反应

（1）中枢抑制症状（嗜睡、淡漠、无力等）、M 受体拮抗症状（视物模糊、口干、无汗、便秘、眼内压升高等）和 α 受体拮抗症状（血压下降、直立性低血压及反射性心悸等）。

（2）锥体外系反应：包括帕金森综合征、静坐不能、急性肌张力障碍。

（3）精神异常。

（4）惊厥与癫痫。

（5）过敏反应：如皮疹、接触性皮炎。

（6）心血管和内分泌系统反应：如直立性低血压、持续性低血压休克、心电图异常及心律失常；长期用药还可导致泌乳、闭经及妊娠试验假阳性。

（7）急性中毒：如昏睡、血压下降及心肌损害。对症治疗禁用肾上腺素。

（二）丙米嗪的药理作用、临床应用及不良反应

1. 中枢神经系统的作用　抑郁症患者连续用药 2~3 周，可使其精神振奋，情绪提高，出现明显抗抑郁作用。其作用机制可能与抑制突触前膜对 NA 及 5-HT 的再摄取有关。

2. 自主神经系统的作用　拮抗 M 胆碱受体，引起视物模糊、口干、便秘、尿潴留等。

3. 心血管系统的作用　降低血压，易致心律失常，对心肌有奎尼丁样直接抑制作用。

（三）氟西汀

氟西汀为强效选择性 5-HT 抑制剂，其抑制 5-HT 的强度比抑制 NA 强 200 倍，对肾上腺素受体、组胺受

体、$GABA_B$ 受体、M 受体及 5-HT 受体几乎无亲和力。

四、镇痛药

（一）吗啡的药理作用及临床应用

1. 药理作用

（1）中枢神经系统：①镇痛（激动脊髓内胶质区、丘脑内侧、脑室和导水管周围灰质的阿片受体）、镇静；②镇咳（直接抑制咳嗽中枢）；③抑制呼吸（是吗啡急性中毒致死的主要原因）；④缩瞳（针尖样瞳孔为其中毒的特征）；⑤其他，如恶心、呕吐、体温略降等。

（2）平滑肌：①对于胃肠道，可提高胃肠平滑肌张力，使内容物通过延缓，水分吸收增加；提高回盲瓣及肛门括约肌张力，易致便秘。②对于胆道，收缩 Oddi 括约肌，胆道排空受阻，导致上腹部不适甚至引起胆绞痛（阿托品可缓解）。③对于支气管，大剂量时收缩支气管平滑肌，诱发和加重哮喘。④对于膀胱，可提高膀胱括约肌张力，导致尿潴留。⑤对于子宫，降低子宫张力，对抗催产素对子宫的收缩作用，延长产程，故产妇禁用。

（3）心血管系统：①抑制血管运动中枢，促组胺释放，故可扩张血管，降低外周阻力，有时引起直立性低血压；②由于呼吸抑制，CO_2 潴留，使脑血管扩张、颅内压升高，故颅脑损伤、颅内压升高者禁用。

2. 临床应用

（1）镇痛：对多种疼痛均有效，因易成瘾，除癌症剧痛外，一般仅在其他镇痛药无效时短期应用。

（2）心源性哮喘：可减轻心脏前、后负荷；消除焦虑、恐惧的情绪。

（3）止泻。

（二）纳洛酮

纳洛酮对各型阿片受体均有竞争性拮抗作用，作用强度依次为 μ 受体>κ 受体>δ 受体。临床用于阿片类药物急性中毒等。

五、解热镇痛抗炎药

（一）阿司匹林的药理作用、临床应用及不良反应

1. 药理作用

(1) 抗炎作用：抑制环氧化酶（COX），减少前列腺素（PG）合成。

(2) 镇痛作用：抑制 PG 合成使痛觉感受器对致痛物质敏感性降低。对尖锐一过性刺痛无效。

(3) 解热作用：使升高的体温恢复正常，对正常体温无明显影响。

(4) 抑制血小板的聚集：低浓度阿司匹林具有抗凝作用。

(5) 其他：对肿瘤的发生、发展及转移可能均有抑制作用。

2. 临床应用

(1) 慢性钝痛及发热。

(2) 急性风湿热及风湿性关节炎（治疗风湿、类风湿关节炎的首选药）。

(3) 防治血栓性疾病。

3. 不良反应　①胃肠道反应：最常见；②加重出血倾向；③水杨酸反应；④超敏反应等。

（二）布洛芬

布洛芬具有较好的抗炎、解热及镇痛作用，胃肠道不良反应少于阿司匹林。常用于治疗风湿性关节炎、骨关节炎、强直性脊柱炎等。

（三）对乙酰氨基酚

对乙酰氨基酚又名扑热息痛。其解热镇痛作用与阿司匹林相似，但无明显的抗炎作用。临床主要用于退热和镇痛，无明显胃肠刺激作用。

【名师助记】

阿司匹林与对乙酰氨基酚的鉴别见表 1-36。

表 1-36 阿司匹林与对乙酰氨基酚的鉴别

鉴别要点	阿司匹林	对乙酰氨基酚
解热作用	+++	++
镇痛作用	+++	++
抗炎/抗风湿作用	+++	-
临床应用	类风湿关节炎、发热、慢性钝痛、风湿热、脑血栓	解热镇痛
不良反应	胃肠道刺激、凝血障碍等	皮疹、肾毒性、中毒致肝坏死

【仿真自测】

1. 较大剂量阿司匹林引起的最常见的不良反应是
   A. 胃肠道反应　　B. 凝血障碍
   C. 诱发哮喘　　D. 水杨酸反应
   E. 头晕
2. 阿司匹林抗炎作用的原因是
   A. 抗病原菌作用
   B. 减少白细胞介素合成
   C. 降低毛细血管的通透性
   D. 抑制 COX,减少 PG 合成
   E. 减少花生四烯酸的合成

[答案] 1. A 2. D

第五节 心血管系统药

【自测摸底】

下列属于 ACEI 类药物的是

A. 硝苯地平　　B. 普萘洛尔

C. 卡托普利　　D. 胺碘酮

E. 利多卡因

一、抗高血压药

（一）氨氯地平

起效慢。口服吸收良好，生物利用度高，$t_{1/2}$ 约为 36 小时，作用维持久。血药浓度的峰谷波动小。促进缓激肽中介的 NO 的产生。防止或逆转心肌肥厚，可用于治疗高血压、各型心绞痛和充血性心力衰竭。

（二）卡托普利

卡托普利即血管紧张素转换酶抑制药（ACEI），能抑制 ACE 活性，使血管紧张素Ⅱ（AngⅡ）的生成减少及缓激肽的降解减少，从而取消 AngⅡ收缩血管、刺激醛固酮释放、增加血容量、升高血压与促心血管肥大增生等作用，达到扩张血管、降低血压的作用。保存缓激肽的活性，从而舒张血管，降低血压，抗血小板凝集，抗心血管细胞肥大增生与重构。

（三）氯沙坦

氯沙坦是血管紧张素Ⅱ受体 1（AT_1）拮抗药，具有良好的降压作用，而没有 ACEI 类药的血管神经性水肿、咳嗽等不良反应。对 AT_1 受体有高度选择性，亲和力强，作用持久。

二、抗心绞痛药

（一）硝酸甘油

1. 药理作用　①降低心肌耗氧量；②扩张冠状动

脉,增加缺血区血液灌注;③降低左心室充盈压,增加心内膜供血,改善左心室顺应性;④保护缺血的心肌细胞,减轻缺血损伤。

2. 舌下含服硝酸甘油能迅速缓解各种类型心绞痛。

(二)普萘洛尔

普萘洛尔属于β肾上腺素受体拮抗药(简称β受体拮抗药),用于治疗稳定型及不稳定型心绞痛。不宜用于冠状动脉痉挛诱发的变异型心绞痛。β受体拮抗药抑制心肌收缩力而扩大心室容积并延长射血时间,可相对增加心肌耗氧量。

(三)硝苯地平

硝苯地平有强大的扩张冠状动脉的作用,最适于变异型心绞痛的治疗。

1. 降低心肌耗氧量　通过对心肌钙通道阻滞作用,抑制心肌收缩力,减慢心率而降低心肌做功,减少耗氧量;通过扩张外周血管,降低外周阻力,降低心脏负荷。

2. 舒张冠状动脉　增加冠状动脉血流量而改善缺血区的供血、供氧;对痉挛的动脉血管舒张明显。

3. 防止缺血心肌的钙超负荷。

三、调血脂药——他汀类

(一)药理作用

1. 调血脂作用及机制　在治疗剂量下,他汀类降低血浆低密度脂蛋白胆固醇(LDL-C)的作用最强,降血浆总胆固醇(TC)作用次之,降血浆甘油三酯(TG)作用很弱,对血浆高密度脂蛋白胆固醇(HDL-C)略有升高。其作用机制是竞争性抑制HMG-CoA还原酶,阻止肝脏中胆固醇合成。

2. 非调血脂作用　通过抗氧化、改善血管内皮功能、抑制血管平滑肌细胞增殖和迁移、减轻炎症反应等多种途径防止动脉粥样硬化的形成和发展。

（二）代表药物

临床常用药物有瑞舒伐他汀、普伐他汀、洛伐他汀、辛伐他汀和阿托伐他汀。

四、抗心律失常药

（一）利多卡因

利多卡因的心脏毒性低，主要用于室性心律失常，心脏手术、急性心肌梗死或强心苷中毒所致室性心动过速或心室颤动。

（二）胺碘酮

对心脏多种离子通道均有抑制作用，降低窦房结、浦肯野纤维的自律性和传导性，明显延长动作电位时程（APD）和事件相关电位（ERP），延长 QT 间期和 QRS 波。非竞争性拮抗 α、β 肾上腺素受体作用和扩张血管平滑肌，增加冠状动脉血流量、减少心肌耗氧量。为广谱抗心律失常药，对心房扑动、心房颤动、室上性心动过速和室性心动过速都有效。有房室传导阻滞者禁用。

五、抗慢性心功能不全药

（一）卡托普利的药理作用及临床应用

1. 药理作用

（1）降低外周血管阻力，降低心脏后负荷。

（2）减少醛固酮生成，减轻水钠潴留，降低心脏前负荷。

（3）抑制心肌及血管重构。

（4）对血流动力学的影响：ACE 抑制药降低全身血管阻力，降低室壁张力，改善心脏的舒张功能，降低肾血管阻力，增加肾血流量。

（5）降低交感神经活性。

2. 临床应用　治疗各种类型的高血压，尤其是其他降压药治疗无效的顽固性高血压，与利尿剂合用可增强疗效，对血浆肾素活性高者疗效较好。也用于急、慢性充血性心力衰竭，与强心剂或利尿剂合用效果更佳。

（二）普萘洛尔

1. 室上性心律失常包括心房颤动、扑动及阵发性室上性心动过速，此时常将普萘洛尔与强心苷合用以控制心室率，二者对房室结传导有协同作用。也用于治疗由焦虑或甲亢等引发的窦性心动过速。

2. 普萘洛尔对室性心律失常中的室性期前收缩有效，能改善症状。对由运动或情绪变化所引发的室性心律失常效果良好。较大剂量（0.5～1.0g/d）对缺血性心脏病患者的室性心律失常也有效。

（三）地高辛

1. 对心脏的作用　正性肌力作用；负性频率作用；负性传导作用。

2. 对神经和内分泌系统的作用　治疗量抑制交感神经，兴奋迷走神经。

3. 利尿作用　由于心功能改善，增加了肾血流量和肾小球的滤过率，也可直接抑制肾小管 Na^+，K^+-ATP 酶，减少肾小管对 Na^+的重吸收。

4. 对血管的作用　强心苷能直接收缩血管平滑肌，使外周阻力上升。

【名师助记】

根据病情选择治疗措施：

1. 轻度高血压且未稳定　①体育活动，控制体重，低盐、低脂肪饮食等；②首选利尿药（氢氯噻嗪）。

2. 中度高血压　上述治疗基础上加用或单用其他药物，如β受体拮抗药、钙通道阻滞药及血管紧张素转换酶抑制药等。

3. 重度高血压 2~3种联合用药。

4. 高血压危象及高血压脑病 宜静脉给药，如硝普钠静脉滴注。

【仿真自测】

1. 不宜口服治疗心律失常的药物是
   A. 普萘洛尔 B. 胺碘酮
   C. 利多卡因 D. 普鲁卡因胺
   E. 奎尼丁
2. 治疗阵发性室上性心动过速的首选药物是
   A. 尼莫地平 B. 维拉帕米
   C. 硝苯地平 D. 氨氯地平
   E. 哌克昔林
3. 对心肌收缩力抑制作用最强的药物是
   A. 尼莫地平 B. 尼群地平
   C. 硝苯地平 D. 地尔硫䓬
   E. 维拉帕米
4. ACEI类药物的作用机制不包括
   A. 减少血液缓激肽水平
   B. 减少血液血管紧张素Ⅱ水平
   C. 减少血液儿茶酚胺水平
   D. 减少血液升压素水平
   E. 增加细胞内cAMP水平

[答案] 1. C 2. B 3. E 4. A

5. 男，35岁。发现蛋白尿、镜下血尿3年，血压升高1个月。BP 160/100mmHg。尿RBC 30～35/HP，尿蛋白1.8g/d。血Cr 130μmo/L。该患者首选的降压药是
   A. β受体拮抗药
   B. 利尿药
   C. 钙通道阻滞药
   D. α受体拮抗药
   E. 血管紧张素转换酶抑制药
6. 高血压并伴有快速心律失常者最好选用的药物是
   A. 硝苯地平　　B. 维拉帕米
   C. 地尔硫䓬　　D. 尼莫地平
   E. 尼卡地平
7. 下列药物一般不用于治疗高血压的是
   A. 氢氯噻嗪　　B. 盐酸可乐定
   C. 地西泮　　D. 维拉帕米
   E. 卡托普利

第六节　利尿药与脱水药

【自测摸底】

具有利尿降压作用的药物是
   A. 可乐定　　B. 美加明
   C. 利血平　　D. 卡托普利
   E. 氢氯噻嗪

[答案] 5. E　6. B　7. C

【名师精讲】

一、利尿剂

（一）呋塞米

该类药主要作用于肾脏髓袢升支粗段，干扰 Na^+-K^+-$2Cl^-$ 同向转运系统，利尿作用强大。主要用于肺水肿和其他严重水肿以及急性高血钙。

（二）氢氯噻嗪

1. 利尿　抑制远曲小管近端 NaCl 的重吸收，产生温和持久的利尿作用。

2. 抗尿崩症　能明显减少尿崩症患者的尿量，减轻口渴感和减少饮水量。

3. 降血压　用药早期通过利尿减少血容量而降压，长期用药通过扩张外周血管而生效。

（三）螺内酯

螺内酯（安体舒通）通过竞争性抑制醛固酮受体而抑制 Na^+-K^+ 交换，排钠保钾而利尿。

二、脱水药——甘露醇

1. 脱水作用　静脉注射后，甘露醇不易从毛细血管透入组织，可迅速提高血浆渗透压，使组织间液向血浆转移，从而产生组织脱水作用，使颅内压和眼内压降低，是治疗脑水肿、降低颅内压安全而有效的首选药物。

2. 利尿作用　由于脱水使循环血量及肾小球滤过率增加，可迅速增加尿量，同时减少肾小管水和 Na^+ 的重吸收而产生利尿作用。

【名师助记】

1. 袢利尿药　又称高效能利尿药，以呋塞米为代表，排钠的同时也排钾。

2. 噻嗪类利尿药　又称中效利尿药，轻度心力衰竭患者可首选此药。噻嗪类利尿药可抑制尿酸的排泄，引起高尿酸血症，长期大剂量应用还可干扰糖及胆固醇代谢，应注意监测。

3. 保钾利尿药 又称低效能利尿药，如螺内酯、氨苯蝶啶等，利尿作用弱，能减少钾排出。

【仿真自测】

1. 高血压危象伴有慢性肾衰竭患者宜选用的药物是
   A. 氢氯噻嗪 B. 呋塞米
   C. 可乐定 D. 硝苯地平
   E. 螺内酯
2. 下列情况中宜静脉注射呋塞米的是
   A. 轻度心力衰竭
   B. 伴有心房颤动的慢性心力衰竭
   C. 高血压引起的心力衰竭
   D. 慢性心力衰竭急性发作
   E. 中度心力衰竭
3. 可用于治疗肺水肿的药物是
   A. 呋塞米 B. 氢氯噻嗪
   C. 螺内酯 D. 氨苯蝶啶
   E. 乙酰唑胺

第七节 抗过敏药

【自测摸底】

关于组胺的药理作用，下列叙述错误的是
A. 刺激胃酸分泌
B. 收缩气管平滑肌
C. 促进心肌收缩
D. 收缩小动脉、静脉
E. 扩张毛细血管，增加通透性

［答案］1. B 2. D 3. A

【名师精讲】

一、氯苯那敏

氯苯那敏对中枢的抑制作用较轻，抗胆碱作用亦较弱。临床主要用于皮肤黏膜的过敏反应性疾病，如荨麻疹、花粉症、过敏性鼻炎、药疹、虫咬、神经性皮炎等。

二、氯雷他定

氯雷他定为阿扎他定的衍生物，是一种没有中枢镇静作用和抗胆碱作用的第二代 H_1 受体拮抗药。它可选择性拮抗外周 H_1 受体，起效快，作用强大而持久。

【仿真自测】

H_1 受体拮抗药多数有中枢神经抑制作用的原因是

A. 通过血脑屏障拮抗组胺介导的觉醒反应

B. 麻醉中枢的兴奋性神经元

C. 增强中枢 GABA 能神经元的功能

D. 扩张脑血管，改善脑循环

E. 减少脑部电流放电

第八节 呼吸系统药

【自测摸底】

糖皮质激素治疗过敏性哮喘的主要作用机制是

A. 抑制抗原-抗体反应所引起的组织损害与炎症过程

B. 干扰补体参与免疫反应

C. 抑制抗体的生成

D. 使细胞内 cAMP 含量明显升高

E. 直接扩张支气管平滑肌

［答案］A

【名师精讲】

一、平喘药

（一）氨茶碱

舒张支气管平滑肌。氨茶碱在治疗浓度时为腺苷受体拮抗药,可预防腺苷所致的哮喘患者的气道收缩作用。在急性重度哮喘或哮喘持续状态时可采用氨茶碱静脉注射或静脉滴注。

（二）特布他林

松弛支气管平滑肌,用于支气管哮喘、喘息型支气管炎及伴有支气管痉挛的呼吸道疾病。特布他林作用较硫酸沙丁胺醇弱。用于支气管哮喘及其他伴有支气管痉挛的肺部疾病。

（三）异丙托溴铵、噻托溴铵

异丙托溴铵为非特异性 M 胆碱受体拮抗药,对气道平滑肌有较高的选择性,有较强的支气管平滑肌松弛作用。

噻托溴铵是一种长效抗胆碱药,竞争性拮抗 M_3 受体,松弛呼吸道平滑肌,作用可持续 24 小时以上。

二、镇咳药

（一）可待因

可待因(codeine)为阿片生物碱之一。与吗啡相似,有镇咳、镇痛作用,对咳嗽中枢的作用为吗啡的 1/4,镇痛作用为吗啡的 1/7~1/10。镇咳剂量不抑制呼吸,成瘾性也较吗啡弱。临床主要用于剧烈的刺激性干咳,也用于中等强度的疼痛。作用持续 4~6 小时。久用也能成瘾,应控制使用。少数患者可有恶心、呕吐,大剂量可致中枢兴奋、烦躁不安。

（二）右美沙芬

右美沙芬为中枢性镇咳药,强度与可待因相当,但无成瘾性，无镇痛作用。用于治疗干咳。偶有头晕、嗳气。中毒量时才有中枢抑制作用。

【仿真自测】

1. 可待因的临床应用不包括
   A. 治疗刺激性的干咳
   B. 镇痛
   C. 镇静
   D. 适用于中度以上疼痛的治疗
   E. 促进睡眠
2. 原因不明的哮喘急性发作首选
   A. 氨茶碱　B. 麻黄碱
   C. 吗啡　D. 异丙肾上腺素
   E. 肾上腺素

第九节　消化系统药

【自测摸底】

抑制胃酸作用最强的药物是
A. 多潘立酮　B. 奥美拉唑
C. 雷尼替丁　D. 哌仑西平
E. 枸橼酸铋钾

【名师精讲】

一、抗消化性溃疡药

奥美拉唑的药理作用

1. 奥美拉唑为无活性前体，口服后可浓集于胃壁

［答案］1. E　2. A

细胞分泌小管周围，并转变为活性形式，与 H^+，K^+-ATP 酶上的巯基结合而抑制 H^+泵功能，降低基础胃酸与最大胃酸分泌量。其抑酸作用强而持久。

2. 间接促进促胃液素分泌，增加黏膜血流量。

3. 抑制幽门螺杆菌。

二、增强胃肠动力药

西沙必利的药理作用及临床应用

西沙必利可选择性地刺激肠肌间神经丛的乙酰胆碱释放，通过胆碱能神经系统起作用，促进食管、胃、肠道的运动。临床用于治疗胃肠道动力障碍的疾病，如反流性食管炎、消化不良、肠梗阻等。

【名师助记】

奥拉美唑要点：
奥美拉唑无活性，
巯基结合抑 H^+泵，
抑酸作用强而久，
促分泌，增血流，
幽门螺杆死对头。

【仿真自测】

抑制胃酸分泌作用最强的药物是

A. 西咪替丁　　B. 雷尼替丁
C. 奥美拉唑　　D. 哌仑西平
E. 丙谷胺

［答案］C

第十节 子宫平滑肌收缩药

【自测摸底】

大剂量缩宫素禁用于催产的原因是

A. 子宫底部肌肉节律性收缩

B. 子宫无收缩

C. 子宫强直性收缩

D. 患者血压升高

E. 患者冠状血管收缩

【名师精讲】

一、缩宫素

1. 临床应用 用于催产、引产、产后及流产后宫缩乏力或子宫收缩复位不良引起的子宫出血。

2. 不良反应 缩宫素过量可引起子宫高频率甚至持续性强直收缩,可能导致胎儿宫内窒息或子宫破裂等严重后果。

二、麦角新碱

此类药物只可用于产后止血和子宫复原,不宜用于催产和引产。另外,麦角胺能使脑血管收缩,可用于偏头痛的诊断及其发作时的治疗。

【仿真自测】

缩宫素在临床上的应用是

A. 小剂量时用于避孕

B. 小剂量时用于产后止血

C. 与麦角胺、麦角新碱相同

D. 不完全流产、引产、产程中加强宫缩

E. 可用于尿崩症

[答案] D

第十一节　血液和造血系统药

【自测摸底】

阿司匹林不适用于

A. 缓解胃肠绞痛

B. 缓解关节疼痛

C. 预防术后血栓形成

D. 治疗胆道蛔虫症

E. 预防心肌梗死

【名师精讲】

一、抗贫血药

（一）铁剂

硫酸亚铁片最为常用。枸橼酸铁铵多配成糖浆剂用于儿童。右旋糖酐铁供肌内注射使用，仅适用于严重贫血而又不能口服者。

（二）叶酸

叶酸缺乏时，嘌呤、氨基酸代谢障碍，出现巨幼细胞贫血，消化道上皮增殖受抑制，出现舌炎、腹泻。

（三）维生素 B_{12}

维生素 B_{12} 缺乏，会造成甲基丙二酰辅酶 A 聚集，导致异常脂肪酸合成，影响正常神经髓鞘脂质合成，出现神经症状。主要用于治疗恶性贫血，也可与叶酸合用治疗巨幼细胞贫血，还可作为神经系统疾病和肝病等的辅助治疗。

二、影响凝血过程药

（一）维生素 K

维生素 K 主要用于治疗维生素 K 缺乏引起的出血，包括新生儿出血，口服抗凝血药过量引起的出血，梗阻性黄疸、胆瘘、慢性腹泻所致出血。

（二）凝血酶

凝血酶能使纤维蛋白原转化为纤维蛋白。局部应用后作用于病灶表面的血液很快形成稳定的凝血块，用于控制毛细血管、静脉出血，或作为皮肤、组织移植物的黏合、固定剂。

（三）肝素

1. 抗凝血作用　肝素在体内和体外均有强大的抗凝血作用，这一作用依赖于抗凝血酶Ⅲ（AT-Ⅲ），通过激活 AT-Ⅲ而灭活凝血因子Ⅱa、Ⅸa、Ⅹa、Ⅺa、Ⅻa。

2. 其他作用　降血脂、抗炎、抑制血管平滑肌细胞增生及抗血小板聚集。

【仿真自测】

1. 铁剂用于治疗的疾病是
   A. 溶血性贫血
   B. 巨幼细胞贫血
   C. 再生障碍性贫血
   D. 小细胞低色素性贫血
   E. 地中海贫血

2. 叶酸用于治疗的疾病是
   A. 溶血性贫血
   B. 巨幼细胞贫血
   C. 再生障碍性贫血
   D. 小细胞低色素性贫血
   E. 地中海贫血

[答案] 1. D　2. B

3. 铁剂的最佳适应证是
   A. 骨髓造血功能低下引起的贫血
   B. 慢性失血引起的贫血
   C. 严重的慢性萎缩性胃炎引起的贫血
   D. 肿瘤化疗引起的贫血
   E. 慢性肾衰竭引起的贫血

第十二节　激素类药及降血糖药

【自测摸底】

糖皮质激素类药物可用于治疗的疾病是
   A. 原发性血小板增多症
   B. 急性淋巴细胞白血病
   C. 慢性髓细胞性白血病
   D. 真性红细胞增多症
   E. 骨质疏松

【名师精讲】

一、糖皮质激素类药

（一）药理作用

1. 对物质代谢的影响

（1）糖代谢:糖皮质激素在维持血糖的正常水平和肝脏与肌肉的糖原含量方面起重要作用。

（2）蛋白质代谢:糖皮质激素能加速蛋白质分解代谢。

（3）脂肪代谢:大剂量长期使用可升高血浆胆固

[答案] 3. B

醇,促使皮下脂肪重新分布,形成向心性肥胖。

（4）核酸代谢:通过影响敏感组织中的核酸代谢来实现对各种代谢的影响。

（5）水和电解质代谢:保钠排钾,有利尿作用。

2. 抗炎作用　糖皮质激素具有强大的抗炎作用。

3. 免疫抑制与抗过敏作用　①对免疫系统有抑制作用;②抗过敏作用。

4. 抗休克作用　常用于严重休克,特别是感染中毒性休克。

5. 其他作用

（1）允许作用:糖皮质激素对有些组织细胞虽无直接活性,但可给其他激素发挥作用创造有利条件,称为允许作用。

（2）退热作用。

（3）血液与造血系统:糖皮质激素能刺激骨髓造血功能,使红细胞和血红蛋白含量增加,大剂量可使血小板增多。

（4）中枢神经系统:可提高中枢的兴奋性。

（5）骨骼:长期大量应用可出现骨质疏松。

（6）心血管系统:糖皮质激素能增强血管对其他活性物质的反应性。

（二）临床应用

1. 严重感染或炎症。

2. 免疫相关疾病　①自身免疫病;②过敏反应性疾病;③器官移植排斥反应。

3. 抗休克治疗　感染中毒性休克,在足量有效抗菌药物治疗下可尽早短期使用;过敏性休克,可与首选药肾上腺素合用;低血容量性休克,在补液、补充电解质或输血后效果不佳者可合用。

4. 血液病　多用于治疗急性淋巴细胞白血病,对急性髓细胞性白血病疗效较差。

5. 局部应用 湿疹、接触性皮炎、银屑病等，以及肌肉、韧带或关节损伤时的局部注射。

6. 替代疗法。

（三）不良反应

1. 长期大剂量应用引起的不良反应

（1）消化系统并发症。

（2）诱发或加重感染。

（3）医源性肾上腺皮质功能亢进。

（4）心血管系统并发症。

（5）骨质疏松、肌肉萎缩、伤口愈合迟缓等。

（6）糖尿病。

（7）其他：有癫痫或精神病病史者禁用或慎用。

2. 停药反应

（1）医源性肾上腺皮质功能不全：这是由长期大剂量使用糖皮质激素，反馈性抑制垂体-肾上腺皮质轴致肾上腺皮质萎缩所致。

（2）反跳现象：其发生原因可能是患者对激素产生了依赖性或病情尚未完全控制，突然停药或减量过快而致原病复发或恶化。

二、胰岛素及口服降血糖药

（一）胰岛素

临床应用：①1 型糖尿病（胰岛素依赖型糖尿病）治疗的最重要的药物；②2 型糖尿病经饮食控制或用口服降血糖药未能控制者；③发生各种急性或严重并发症的糖尿病，如酮症酸中毒及非酮症性高渗性昏迷；④合并重度感染、消耗性疾病、高热、妊娠、创伤以及手术的各型糖尿病；⑤细胞内缺钾者。

（二）双胍类

国内常用的有甲福明（二甲双胍）和苯乙福明（苯

乙双胍)。

该类药物可明显降低糖尿病患者的血糖,但对正常人血糖无明显影响。其作用机制可能是促进脂肪组织摄取葡萄糖,降低葡萄糖在肠的吸收及糖原异生,抑制胰高血糖素释放等。

该类药物除有一般消化道不良反应外,还有乳酸血症、酮血症等严重不良反应。

(三)磺酰脲类

第一代磺酰脲类包括甲苯磺丁脲(D860)、氯磺丙脲;第二代包括格列本脲(优降糖)、格列吡嗪、格列美脲;第三代的代表药是格列齐特。该类药物的药理作用及机制如下:

1. 该类药物对正常人及胰岛功能尚存的患者有降血糖作用,对1型糖尿病患者及切除胰腺的动物无作用。降糖机制:①刺激胰岛β细胞释放胰岛素;②降低血清糖原水平;③增加胰岛素与靶组织的结合能力。

2. 格列本脲、氯磺丙脲有抗利尿作用,是促进ADH分泌和增强其作用的结果。

3. 第三代磺酰脲类能减弱血小板黏附力,刺激纤溶酶原合成而影响凝血功能。

【名师助记】

1. 唯一明确推荐用于冲击治疗的糖皮质激素——甲泼尼龙琥珀酸钠(甲强龙)。它与激素受体的结合率显著高于其他糖皮质激素药物,是泼尼松的23倍,起效时间很快。

2. 磺酰脲类降血糖药要点:

一代甲苯二格列,
三代还能慢凝血。
激释放,促靶结,
胰功尚存仅2型,
氯磺丙脲治尿崩。

【仿真自测】

1. 严重中毒性感染时,用糖皮质激素治疗应采用的给药方式是
   A. 立即大剂量静脉注射
   B. 大剂量肌内注射
   C. 小剂量多次给药
   D. 较长时间大剂量给药
   E. 一次负荷量,然后给予维持量
2. 一般不宜应用糖皮质激素药物的情况是
   A. 败血症
   B. 中毒性肺炎
   C. 重症肺炎
   D. 腮腺炎
   E. 中毒型细菌性痢疾
3. 适合选择磺酰脲类药物的情况是
   A. 糖尿病合并高热
   B. 胰岛功能尚存的非胰岛素依赖型糖尿病
   C. 糖尿病并发酮症酸中毒
   D. 胰岛素依赖型糖尿病
   E. 重症糖尿病

第十三节 抗微生物药

【自测摸底】

对青霉素 G 最敏感的病原体是
A. 立克次体
B. 钩端螺旋体
C. 衣原体
D. 支原体
E. 真菌

[答案] 1. A 2. D 3. B

【名师精讲】

一、抗生素

(一) 青霉素G的抗菌作用、不良反应

1. 抗菌作用 对G^+球菌(如溶血性链球菌、草绿色链球菌、肺炎球菌、不耐药的金黄色葡萄球菌)、G^+杆菌(如白喉杆菌、炭疽杆菌、产气荚膜杆菌、破伤风梭菌)、G^-球菌(如脑膜炎奈瑟菌、不耐药的淋病奈瑟菌)、螺旋体和放线杆菌有较强的杀菌作用。青霉素G对大多数G^-杆菌不敏感,对真菌、病毒、立克次体及原虫无效。

2. 不良反应

(1) 过敏反应:为青霉素类最常见的不良反应,最严重的是过敏性休克。

(2) 赫氏反应(Herxheimer reaction):应用青霉素治疗梅毒、钩端螺旋体、雅司病、鼠咬热或炭疽等感染时,可有症状加剧现象。

(3) 其他不良反应:肌内注射青霉素可产生局部疼痛、红肿或硬结。

(二) 氨苄西林、阿莫西林的抗菌作用及临床应用

1. 氨苄西林

(1) 抗菌作用:对G^-杆菌有较强的抗菌作用。对粪链球菌作用优于青霉素。耐酸,可口服,不耐酶,对耐药金黄色葡萄球菌感染无效,对铜绿假单胞菌无效。

(2) 临床应用:用于治疗敏感菌所致的呼吸道感染、伤寒、副伤寒、尿路感染、胃肠道感染、软组织感染、脑膜炎、败血症、心内膜炎等的治疗。

2. 阿莫西林

(1) 抗菌作用:抗菌谱和抗菌活性与氨苄西林相似。

（2）临床应用：用于敏感菌所致的呼吸道、尿路、胆道感染及伤寒的治疗，也可用于慢性活动性胃炎和消化性溃疡的治疗。

（三）头孢噻肟

对 G^+菌的抗菌活性不及第一代、第二代头孢菌素，对 G^-菌、铜绿假单胞菌及厌氧菌有较强的作用。对 β-内酰胺酶有较高的稳定性。体内分布广，有一定量渗入脑脊液，对肾脏基本无毒。用于危及生命的败血症、脑膜炎、骨髓炎、肺炎及严重尿路感染的治疗，也能有效控制严重的铜绿假单胞菌感染。

（四）红霉素

红霉素的抗菌效力弱于青霉素 G，对 G^+菌中的金黄色葡萄球菌（包括耐药菌）、链球菌等作用强，对部分 G^-菌如脑膜炎奈瑟菌、淋病奈瑟菌、流感嗜血杆菌、百日咳鲍特菌、布鲁氏菌及军团菌也有较强的抑菌作用，对螺旋体、肺炎支原体、立克次体及螺杆菌亦有效。

（五）克林霉素

对厌氧菌有广谱抗菌作用，但对肠球菌无效。能穿过细胞外膜，阻碍细菌肽链延伸和蛋白质合成发挥抑菌作用。用于厌氧菌引起的严重感染及需氧 G^+球菌感染（金黄色葡萄球菌性骨髓炎的首选药）。

（六）庆大霉素

临床应用：①各类 G^-杆菌感染，对沙雷菌属感染可首选本药；②与青霉素或其他抗生素合用治疗严重的肺炎球菌、铜绿假单胞菌、肠球菌、葡萄球菌或草绿色链球菌感染；③手术前预防及治疗术后感染。

（七）妥布霉素

抗菌作用强，且对耐庆大霉素的菌株仍有效。可治疗各种严重的 G^-杆菌感染，通常与能抗铜绿假单胞菌的青霉素类或头孢菌素类合用，治疗铜绿假单胞菌所致感染。

（八）阿米卡星（丁胺卡那霉素）

主要用于对其他氨基糖苷类抗生素耐药的 G^- 杆菌或铜绿假单胞菌感染。

（九）多西环素

多西环素半衰期长，抗菌谱广，抗菌活性强于四环素 2~10 倍，略低于米诺环素。对 G^+ 菌和 G^- 菌均有快速抑菌作用，对立克次体、支原体和衣原体亦有较强的抑制作用，对某些螺旋体亦有效。抗菌作用具有强效、速效、长效的特点。

（十）米诺环素

抗菌活性是四环素类中作用最强的。口服吸收好，脂溶性高，在脑脊液中的浓度高于其他四环素类。对四环素和青霉素类产生耐药性的细菌对本品仍敏感。主要用于耐药菌所致各类感染。

二、人工合成抗菌药

（一）环丙沙星

抗菌活性是目前广泛应用的氟喹诺酮类中最强的，可抗铜绿假单胞菌。多数药物都对厌氧菌有效，亦可抑制支原体和衣原体。用于敏感菌引起的泌尿生殖道感染、呼吸道感染、肠道感染、伤寒等。

（二）左氧氟沙星

左氧氟沙星是氧氟沙星的左旋体。其作用机制是通过抑制细菌 DNA 回旋酶的活性，阻止细菌 DNA 的合成和复制而导致细菌死亡。具有广谱抗菌作用，抗菌作用强，对多数肠杆菌科细菌，如大肠埃希菌、克雷伯菌属、变形杆菌属、沙门菌属、志贺菌属和流感嗜血杆菌、嗜肺军团菌、淋病奈瑟菌等 G^- 菌有较强的抗菌活性。

（三）磺胺嘧啶、磺胺甲噁唑、复方新诺明

1. 甲氧苄啶　甲氧苄啶是细菌二氢叶酸还原酶抑制剂，抗菌谱与磺胺甲噁唑（SMZ）相似，属抑菌药；

抗菌活性比 SMZ 强数十倍,与磺胺类药或某些抗生素合用有增效作用。广泛用于大肠埃希菌、变形杆菌和克雷伯菌引起的泌尿道感染;肺炎链球菌、流感嗜血杆菌及大肠埃希菌引起的上呼吸道感染或支气管炎;腹股沟肉芽肿;霍乱弧菌引起的霍乱;伤寒沙门菌引起的伤寒;志贺菌属引起的肠道感染;卡氏肺孢子菌肺炎;诺卡菌属引起的诺卡菌病。

2. 甲硝唑　甲硝唑(灭滴灵)属硝基咪唑类药物,其分子中的硝基在细胞内无氧环境中被还原成氨基,从而抑制病原体 DNA 合成,发挥抗厌氧菌作用。对脆弱类杆菌尤为敏感,对滴虫、阿米巴滋养体及破伤风梭菌具有很强的杀灭作用。

3. 复方新诺明　为慢速抑菌药。对少数真菌、沙眼衣原体、原虫有效。磺胺的化学结构与 PABA 相似,可与 PABA 竞争二氢叶酸合成酶,抑制二氢叶酸的合成。常用于肠道感染、呼吸道感染、流行性脑脊髓膜炎、局部感染,如用于烧伤引起的铜绿假单胞菌感染。

三、抗结核药

(一) 异烟肼

抗结核分枝杆菌作用强大,是治疗各种类型结核病的首选药。常见不良反应为周围神经炎。

(二) 利福平

广谱抗菌药,与其他抗结核药合用可治疗各种结核病及重症患者。

(三) 乙胺丁醇

一线抗结核药,对繁殖期结核分枝杆菌有较强的抑制作用,对其他细菌无效。

四、抗真菌药——氟康唑

广谱抗真菌药,对隐球菌属、念珠菌属和球孢子菌属有强大抗菌作用。用于各种念珠菌、隐球菌引起的感染,是治疗艾滋病患者隐球菌性脑膜炎的首选药。

抗菌谱与酮康唑相似,抗菌活性比酮康唑强。

五、抗病毒药

(一)利巴韦林

对多种 RNA 和 DNA 病毒有效,包括甲型肝炎病毒和丙型肝炎病毒。

(二)阿昔洛韦

阿昔洛韦为广谱抗病毒药,是治疗疱疹病毒感染的首选药。

【名师助记】

1. 抗铜绿假单胞菌类常用药物有羧苄西林、磺苄西林、替卡西林。

2. 氨苄西林对伤寒、副伤寒有效。

3. 阿莫西林(羟氨苄青霉素)对呼吸道感染有效。

4. 天然氨基糖苷类 链霉素、庆大霉素、卡那霉素、妥布霉素、西索米星、新霉素、小诺米星、大观霉素。

5. 半人工合成氨基糖苷类 阿米卡星、奈替米星。

【仿真自测】

1. 下列细菌中,对青霉素 G 易产生耐药菌株的是
   A. 溶血性链球菌　　B. 肺炎球菌
   C. 金黄色葡萄球菌　　D. 白喉杆菌
   E. 脑膜炎球菌

2. 下列氨苄西林的特点中,叙述错误的是
   A. 耐酸,口服可吸收
   B. 治疗脑膜炎时脑脊液中浓度较高
   C. 对革兰氏阴性菌有较强的抗菌作用
   D. 对耐药金黄色葡萄球菌有效
   E. 对伤寒沙门菌有效

[答案] 1. C　2. D

3. 治疗各种类型结核病的首选药是
A. 链霉素　　B. 利福平
C. 异烟肼　　D. 乙胺丁醇
E. 吡嗪酰胺

4. 异烟肼的主要不良反应是
A. 耳毒性　　B. 神经肌肉接头阻滞
C. 周围神经炎　　D. 中枢抑制
E. 视神经炎

第十四节　抗寄生虫药

【自测摸底】

控制疟疾症状发作的最佳药物是
A. 伯氨喹　　B. 氯喹
C. 奎宁　　D. 乙胺嘧啶
E. 青蒿素

【名师精讲】

一、抗疟药

（一）氯喹

1. 抗疟作用　杀灭各种疟原虫的红细胞内期裂殖体，迅速治愈恶性疟，有效控制间日疟症状，亦用于症状抑制性预防。疗效高，生效快，作用持久。

2. 抗肠道外阿米巴病作用　治疗阿米巴肝脓肿有效，但对肠道阿米巴病无效。

3. 免疫抑制作用　大剂量可用于治疗类风湿关节炎和系统性红斑狼疮。

［答案］3. C　4. C

（二）青蒿素

青蒿素对红细胞内期滋养体有杀灭作用，用于治疗间日疟和恶性疟，对耐氯喹虫株感染仍有良好疗效。

（三）伯氨喹

伯氨喹能杀灭肝脏中的休眠子，控制疟疾的复发，并能杀灭各种疟原虫的配子体，控制疟疾传播。

（四）乙胺嘧啶

乙胺嘧啶是主要用于病因性预防的抗疟药，对恶性疟和间日疟某些虫株的原发性红细胞外期有抑制作用，作用持久。

二、抗肠虫药

（一）阿苯达唑

1. 药理作用　为高效、广谱抗肠蠕虫药，对肠道蠕虫的主要作用是驱杀，并且对蛔虫、钩虫、鞭虫的卵有杀灭作用。效果优于甲苯达唑。

2. 临床应用　首选用于蛔虫、蛲虫、钩虫、鞭虫及绦虫的单独或混合感染，还可用于囊虫病、棘球蚴病、肺吸虫病等。

（二）噻嘧啶

1. 药理作用　通过抑制蛔虫、蛲虫、钩虫体内的胆碱酯酶，导致虫体内神经肌肉兴奋性增强，出现痉挛麻痹，失去附着能力而随粪便排出体外。

2. 临床应用　用于蛔虫、蛲虫、钩虫的单独或混合感染。

（三）吡喹酮

1. 药理作用　广谱抗吸虫药和驱绦虫药。增加虫体细胞膜通透性，使细胞内钙离子丧失，导致虫体脱落，使得宿主免疫功能参与破坏虫体。

2. 临床应用　用于治疗各种血吸虫病、华支睾吸虫病、肺吸虫病、姜片虫病以及绦虫病和囊虫病。

【名师助记】

【仿真自测】

下列属于高效、广谱抗肠蠕虫药的是

A. 青蒿素　　B. 伯氨喹

C. 乙胺嘧啶　　D. 阿苯达唑

E. 甲硝唑

[答案] D

第二篇

预防医学综合

【考情分析】

社区公共卫生

流行病学原理和方法

医学统计学方法

临床预防服务

绪论

第一章

绪　论

【自测摸底】

在实施三级预防时，重点在第一级预防，同时兼顾第二、三级预防的疾病是

A. 急性阑尾炎　　B. 流行性感冒

C. 食物中毒　　D. 冠心病

E. 肺炎

【名师精讲】

一、预防医学的概述

预防医学是医学的一门应用学科，它以个体和确定的群体为对象，目的是保护、促进和维护健康，预防疾病、失能和早逝。

二、健康及其影响因素

1. 当代健康观　《渥太华宪章》中对健康的定义进一步延伸，强调了健康的作用，指出："健康是日常生活的资源，而不是生活的目标。健康是一个积极的概念，它不仅是个人身体素质的体现，也是社会和个人的资源。""为达到身心健康和社会幸福的完美状态，每一个人都必须有能力去认识和实现这些愿望，努力满足需求和改善环境。"

2. 影响健康的主要因素　社会经济环境、物质环

境、个体因素以及卫生服务的可得性。

3. 健康决定因素的生态学模型 健康生态学模型强调个体和人群健康是个体因素、卫生服务、物质和社会环境因素相互依赖、相互作用的结果，且这些因素间也相互制约，以多层面交互作用来影响个体和群体的健康。

三、三级预防策略

1. 第一级预防 是针对病因所采取的预防措施，既包括针对个体健康的措施，也包括针对整个公众的社会措施。在第一级预防中，如果在疾病的因子还没有进入环境之前就采取预防性措施，则称为根本性预防。

2. 第二级预防 在疾病的临床前期做好早期发现、早期诊断、早期治疗的"三早"预防工作，以控制疾病的发展和恶化。对于传染病，除了"三早"，尚需做到疫情早报告及患者早隔离，即"五早"。

3. 第三级预防 对已患某些疾病者，采取及时、有效的治疗和康复措施，使患者尽量恢复生活和劳动能力，能参加社会活动并延长寿命。

【仿真自测】

1. 不属于预防医学的道德要求是
   A. 爱岗敬业，宣传大卫生法规，言传身教
   B. 改善工作和学习环境，严把防疫和食品卫生关
   C. 严格监管，控制污染，保护生态环境，促进社会文明，科学严谨，实事求是，信息透明公开
   D. 防疫工作者有权在疫区采取切断传染病传播途径的各种措施
   E. 提高社区服务水平，保障女性、儿童和老年人权益

［答案］1. D

2. 预防医学的特点不包括
   A. 着重于个体治疗
   B. 研究方法上注重微观和宏观结合
   C. 研究对象包括个体和群体
   D. 以环境、人群为研究重点
   E. 着重于疾病预防

［答案］2. A

第二章

医学统计学方法

【自测摸底】

两样本均数比较的 t 检验，差别有统计学意义时，P 越小说明

A. 两总体均数的差别不大

B. 两总体均数的差别越大

C. 越有理由认为两总体均数的差别很大

D. 越有理由认为两样本均数不同

E. 越有理由认为两总体均数不同

【名师精讲】

一、基本概念和基本步骤

（一）统计学中的几个基本概念

1. 总体　是根据研究目的确定的同质观察单位某种变量值的集合。总体的指标用希腊字母表示。

2. 样本　是根据随机化的原则从总体中抽出的有代表性的观察单位组成的子集。样本的指标用拉丁字母表示。

3. 同质　对被观测指标有影响的、主要的、可控制的非实验因素达到相同或基本相同就可以认为是同质。

4. 变异　在同质的基础上，被观察个体之间的差

异称为变异。

5. 参数 总体的统计指标称为参数。

6. 统计量 样本的统计指标称为统计量。

7. 误差 观察值与实际值有差别，这个差值称作误差。

8. 抽样误差 由于总体中存在个体变异，抽样研究中所抽取的样本只包含总体中一部分个体，这种由抽样引起的差异（样本参数与总体参数之间的差别）称为抽样误差。抽样误差愈小，用样本推断总体的精确度愈高；反之，其精确度愈低。

9. 变量 观察单位的特征或指标称为变量。变量分为定量数据、定性数据和有序数据。

10. 概率 随机事件发生的可能性大小的度量，用 P 表示，在 0~1 之间，$P \leqslant 0.05$ 或 $P \leqslant 0.01$ 为小概率事件。

（二）统计工作的基本步骤

统计工作的基本步骤包括统计设计、数据整理、统计描述、统计推断四步。

二、统计表和统计图

（一）统计表的基本结构和要求

统计表是将统计分析的事物及其指标的内容用表格形式来表达。

1. 表号及标题 每张统计表应有一个表号，如有多个表，则表号按顺序标出；表号后加空格，然后是标题，标题需高度概括表的中心内容，用词要确切、简练，必要时加时间和地点，置于表的上端。

2. 标目 有横标目和纵标目。横标目又称主辞，是研究事物的对象，通常置于表的左侧，一般按其发生频率的大小顺序来排列，使其重点突出和对比鲜明，或按事物的自然顺序排列。纵标目是研究事物的指标，又称宾辞，列在表的上方，其表达结果与主辞呼应。当主辞的标志不止一个时，可将部分主辞与宾辞复合。标目的正确安排可使读者自左向右顺利阅读。

3. 线条　力求简洁，一般除表的顶线、底线、纵标目下和合计行上的横线外，其他线条一般应略去。统计表两侧的封口线和表中的斜线一律不用。

4. 数字　用阿拉伯数字，同栏数值的位数及小数点位置上下对齐，小数点后所取位数也应上下一致。若某格无数字，可用“-”表示；数字暂缺或未记录，用“…”来表示。

5. 备注　不是统计表的必备部分，一般不列入表内，必要时可用“ * ”号或其他符号标注在某数字或指标的右上方，在表的下方解释。

（二）统计图形的类型、选择及制图通则

1. 常见统计图　有直方图、累计频率分布图、箱式图、直条图、百分条图、圆图、线图、半对数线图、散点图和统计地图等。

2. 图形选择　应根据资料的性质和分析的目的选择合适的图形。

（1）资料是连续性的，目的是用线段升降表达事物的动态变化趋势，选择普通线图；若指标的最大值和最小值相差悬殊，可考虑选用半对数线图。

（2）资料是连续性的，但分析的目的是用线段升降表达事物动态变化的速度，选择半对数线图。

（3）数值变量的频数表资料，其分析的目的是用直方的面积表达各组段的频数或频率分布情况，宜选择直方图。

（4）资料是相互独立的，目的是用直条的长短比较数值的大小，选用直条图。

（5）事物内部各部分的百分构成比资料，目的是用面积大小表达各部分所占的比重大小，则应选择圆形图或百分直条图。

（6）双变量连续性资料，目的是用点的密集程度和趋势表达两个变量的相互关系，选用散点图。

（7）地区性资料，目的是用不同的颜色或纹线表示某事物在地域上的分布情况，选择统计地图。

3. 制图通则

（1）标题和图号：标题要简明扼要地说明图形要表达的内容，必要时注明时间、地点，一般置于图的下方，左侧加图形的编号，图号要顺序排列。

（2）标目：有纵轴和横轴为坐标的图形，纵轴的左侧和横轴的下方分别置放纵标目和横标目，并指明指标和单位。

（3）尺度：纵、横两轴应有刻度，常用算术尺度和对数尺度，刻度值一般标于纵轴的外侧和横轴的上侧。纵坐标尺度自下而上，横轴尺度自左而右，数量由小到大，等距标明。

（4）图例：对较复杂的统计图，在同一图内比较几个不同的事物时，常用图例来说明图中不同线条和颜色所表达的内容。图例一般放在横标目的下方。

三、定量资料的统计描述

（一）集中趋势指标

集中趋势指标是用于描述一组同质观察值的平均水平或集中位置的指标。

平均数是描述数值变量资料集中趋势的一类应用最广泛的指标体系。常用的平均数包括算术均数、几何均数和中位数。

1. 算术均数　是一组变量值之和除以变量值个数所得的商。适用于正态或近似正态分布。总体均数用希腊字母 μ 表示。

2. 几何均数　用 G 表示，是将 n 个观察值 X 的乘积再开 n 次方的方根（或 n 个观察值 X 对数均值的反对数）。适用于等比资料，尤其是对数正态分布的计量资料。

3. 中位数　用 M 表示，是把一组观察值按大小顺序排列，不规律，位置居中的变量值（n 为奇数）或位置居中的两个变量值的均值（n 为偶数）称为中位数。例如，5 个人食物中毒的发病时间分别为 1 天、2 天、3 天、4 天、7 天，则中位数是 3 天。

（二）离散趋势指标

离散趋势指标反映一组同质观察值的变异程度。

1. 极差　用 R 表示，是一组资料的最大与最小值之差。反映个体差异的范围。极差越大，说明资料的离散程度越大。

2. 标准差　取离均差平方和的均数，即方差；将方差开平方，取平方根的正值就是标准差。总体方差用 σ^2 表示。方差和标准差最为常用，适于正态分布。方差和标准差都是说明资料变异程度的，其值越大，说明变异程度越大。标准差用于描述个体观察值的离散程度，两组在单位相同、均数相近的前提下，标准差大，说明这组观察值的变异大，即观察值围绕均数分布较分散，均数的代表性差；反之，说明各观察值多集中在均数周围，离散程度小，均数的代表性好。

3. 四分位数间距　用 Q 表示。将一组资料分为四等份，上四分位数 Q_U（P_{75}）和下四分位数 Q_L（P_{25}）之差就是 Q。Q 值越大，说明资料的离散程度越大。适用于偏态分布资料，比极差稳定。

4. 变异系数　用 CV 表示，是将标准差转化为算术均数的倍数，以百分数的形式表示。常用于比较度量单位不同或均数相差悬殊的两组（或多组）资料的变异程度。

四、定量资料的统计推断

（一）均数的抽样误差和标准误

1. 均数的抽样误差　从同一总体中随机抽取若

干个观察单位数相等的样本,由于抽样引起样本均数与总体均数及样本均数之间的差异称作均数的抽样误差,其大小可用均数的标准差描述。抽样误差在抽样研究中不可避免。

2. 标准误 样本均数的标准差称为标准误。标准误越大,均数的抽样误差就越大,说明样本均数与总体均数的差异越大。

(二)总体均数置信区间及其估计方法

1. t 分布 t 分布由一簇曲线所组成,曲线的形状与自由度 v 有关(图 2-1)。①t 分布是一簇对称于 0 的单峰分布曲线;②v 越小,t 值越分散,曲线的中间越低,两边越高;③随 v 的增大,t 分布曲线逐渐接近标准正态分布曲线;④当 v 为无穷大时,t 分布曲线趋近标准正态分布曲线。

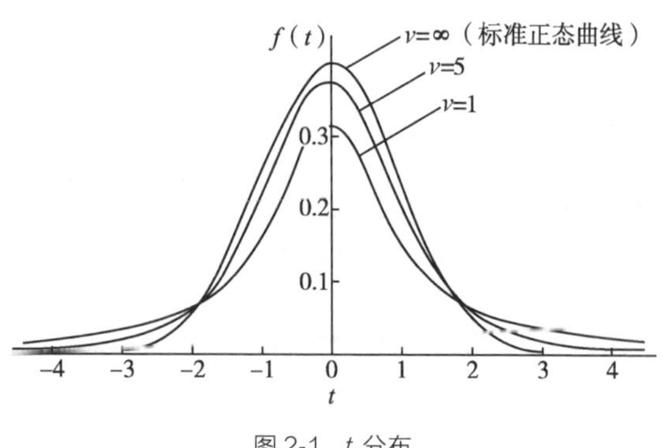

图 2-1 t 分布

2. 区间估计 总体均数置信区间是按一定的可信度估计未知总体均数所在范围。估计错误的概率用 α 表示,估计正确的概率为 $1-\alpha$,也称为置信度。根据一定的置信度估计得到的区间,称为置信区间。统计上习惯用 95%(或 99%)置信区间表示总体均数 μ 有

95%（或 99%）的可能在某一范围。

（三）t 检验

用于两样本例数较小、总体标准差未知时样本与总体均数的比较，且要求两总体方差相等，即方差齐。

（1）比较一个小样本均数所代表的总体均数和已知的总体均数是否不同。

（2）检验两样本均数、所代表的总体均数是否相同。

五、分类资料的统计描述

1. 率　又称频率，指某现象实际发生数与可能发生该现象的观察单位总数之比，用以说明某现象发生的频率或强度。

2. 构成比　是指事物内部某一组成部分观察单位数与事物内部各组成部分观察单位总数之比，用以说明事物内部各组成部分所占的比重。

3. 相对比　是指两个有关指标之比。两个指标可以是绝对数、相对数或平均数；可以性质相同，也可以性质不同。

六、分类变量资料的统计推断

（一）率的抽样误差和率的标准误

从同一个总体中随机抽出观察数相等的多个样本，样本率与总体率、各样本率之间往往会有差异，这种差异被称作率的抽样误差。率的抽样误差用率的标准误表示，计算公式如下：

$$\sigma_p=\sqrt{\frac{\pi(1-\pi)}{n}}$$

σ_p 为率的标准误，π 为总体的阳性率，n 为样本含量。

（二）总体率的置信区间

1. 正态近似法　当样本含量 n 足够大，且样本率

p 和 $1-p$ 均不太小，如 np 或 $n(1-p)$ 均大于 5 时，样本率的分布近似正态分布。则总体率的置信区间可由下列公式估计：

总体率（π）的 95% 置信区间：$p\pm1.96S_p$。

总体率（π）的 99% 置信区间：$p\pm2.58S_p$。

2. 查表法　当样本含量 n 较小，如 $n\leqslant50$，特别是 p 接近 0 或 1 时，确定总体率的置信区间，可查置信限表。

（三）χ^2 检验

χ^2 检验（卡方检验）是用途非常广泛的一种假设检验方法，可用于两个及两个以上率或构成比的比较、两分类变量间相关关系分析等。

【仿真自测】

1. 可以全面描述正态分布资料特征的两个指标是
   A. 均数和中位数　B. 均数和标准差
   C. 均数和极差　D. 中位数和方差
   E. 几何均数和标准差
2. 两组呈正态分布的数值变量资料，但均数相差悬殊，若比较离散趋势，最好选用的指标是
   A. 全距　B. 四分位数间距
   C. 方差　D. 标准差
   E. 变异系数
3. 正态分布中反映离散程度最好的是
   A. 标准差　B. 标准差系数
   C. 方差　D. 平均数
   E. 总体方差

［答案］1. B　2. E　3. A

第三章

流行病学原理和方法

【自测摸底】

某幼儿园有 200 名儿童，近 1 周内有 30 名儿童患病，并且有相似的症状，这种情况称为

A. 散发　　B. 暴发

C. 流行　　D. 集聚

E. 传染

一、流行病学概论

（一）流行病学的定义

流行病学是研究人群中疾病与健康状况的分布及其影响因素，并研究防治疾病及促进健康的策略和措施的科学。流行病学包括四个方面：①研究对象是人群；②关注的事件包括疾病与健康状况；③主要研究内容包括揭示现象、找出原因、提供措施、评价效果；④目的是防治疾病、促进健康。

（二）流行病学的原理、基本原则和方法

1. 流行病学的基本原理　①疾病分布论；②病因论；③健康-疾病连续带理论；④疾病的预防控制理论；⑤疾病流行数理模型。

2. 流行病学的基本原则　①群体原则；②现场原则；③对比原则；④代表性原则。

3. 流行病学的研究方法 观察法(包括描述流行病学与分析流行病学)、实验法、数理法(理论流行病学)。

(三)流行病学的用途

1. 描述疾病及健康状况的分布。

2. 探讨疾病的病因。

3. 研究疾病自然史,提高诊断治疗水平和预后评估。

4. 预防控制疾病及评价其效果。

5. 为医学研究提供科学方法。

二、流行病学资料的来源与疾病分布

(一)疾病分布常用的测量指标

1. 发病率 指在一定期间内(一般为1年)、特定人群中某病新病例出现的频率。分子是一定期间内的某病新发生的病例数,分母是暴露人口,指有可能发生该病的人群,对那些不可能患该病的人,如传染病的非易感者(曾患某病的人)、有效接种疫苗者,不能算作暴露人口。

2. 罹患率 与发病率一样,也是测量人群新病例发生频率的指标。与发病率相比,罹患率适用于小范围、短时间内疾病频率的测量。

3. 患病率 指某特定时间内,总人口中现患某病者(包括新、旧病例)所占的比例。患病率的分子包括调查期间被观察人群中所有病例,分母为被观察人群的总人口数或该人群的平均人口数。

4. 续发率 又称二代发病率,指某传染病易感接触者中,在最短潜伏期与最长潜伏期之间发病的人数占所有易感接触者总数的百分率。

5. 感染率 指在某个时间内被检查的人群中,某病现有感染者人数所占的比例。

6. 病残率　指在一定的期间内，某人群中实际存在病残人数的比例。

7. 死亡率　指在一定期间（通常为1年）内，某人群中死于某病（或死于所有原因）的频率。其分子为死亡人数，分母为可能发生死亡事件的总人口数（通常为年中人口数）。

8. 病死率　表示一定时期内，患某病的全部患者中因该病死亡者所占的比例。

9. 存活率　又称生存率，指随访期终止时仍存活的病例数与随访期满的全部病例数之比。

（二）疾病流行强度

1. 散发　发病率呈历年一般水平，之间无联系。

2. 流行　超过历年散发发病率。

3. 大流行　某病在一定时间内超过历年，短时间内超过地区界。

4. 暴发　在一个局部地区或集体单位中，短时间内突然有很多相同的患者出现，且大多数患者出现在该病的最长潜伏期内。

（三）疾病三间分布

疾病三间分布是指疾病的人群分布特征、时间分布特征和地区分布特征。

三、常用流行病学研究方法

（一）流行病学方法分类及研究设计的基本内容

1. 流行病学方法分类

（1）观察法：包括描述流行病学和分析流行病学。

（2）实验法：也称实验流行病学。

（3）数理法：也称理论流行病学。

2. 流行病学研究设计的基本内容　①查阅有关文献提出研究目的；②根据研究目的确定研究内容；③结合具体条件选择研究方法；④按照研究方法确定

研究对象;⑤根据研究内容设计调查表格;⑥控制调查过程,保证研究质量;⑦理顺分析思路,得出正确结论。

（二）描述流行病学

1. 概念 又称描述性研究,将专门调查或常规记录所获得的资料,按照不同地区、不同时间和不同人群特征分组,以展示该人群中疾病或健康状况分布特点的一种观察性研究。

作用:①为病因研究提供线索;②掌握疾病和病因的分布状况,为疾病防制工作提供依据;③用来评价防制策略和措施的效果。

2. 现况研究 是对特定时点(或期间)和特定范围内人群中的疾病或健康状况及有关因素的分布状况的资料收集、描述,从而为进一步研究提供病因线索。

方法:①普查;②抽样调查,有单纯随机抽样、系统抽样、分层抽样、整群抽样、多级抽样等。

（三）分析流行病学

1. 概念与分类 分析流行病学也称分析性研究,是进一步在有选择的人群中观察可疑病因与疾病和健康状况之间关联的一种研究方法。分析流行病学主要有病例对照研究和队列研究两种方法,目的都是检验病因假设,估计危险因素的作用程度。

2. 病例对照研究

(1) 概念:是选择患有和未患有某特定疾病的人群分别作为病例组和对照组,调查各组人群过去暴露于某种或某些可疑危险因素的比例或水平,通过比较各组之间暴露比例或水平的差异,判断暴露因素是否与研究的疾病有关联及其关联程度大小的一种观察性研究方法。

(2) 成组病例对照资料分析

1) 比较病例组和对照组的暴露比,并作 χ^2 检验。

因素与结局都只分为“有”或“无”两类，结果可归纳为2×2 表。

2）测定这两个比的差异有无统计学意义，可用一般四格表χ^2 检验或修正χ^2 检验。若两组差异有统计学意义，说明该暴露因素与疾病存在联系，则进一步求比值比。

3）求比值比：某因素与某疾病如存在联系，则进一步估计其联系的强度。联系强度可用比值比（*OR*）估计。当 $OR>1$ 时，暴露有较高的发病危险性；$OR<1$ 时，暴露有保护作用；$OR=1$ 时，无关联。

OR 与相对危险度（*RR*）有密切关联。*RR* 是暴露组与非暴露组发病概率之比。含义为：暴露于某因素者发生疾病的概率是不暴露于某因素者的多少倍。*RR* 是两个率的比值，其数值范围是从 0 到无限大的正数。

$RR=1$，表示暴露组发病概率与非暴露组发病概率相等，暴露与疾病无关。

$RR>1$，说明暴露组发病概率大于非暴露组发病概率，暴露增加了发生疾病的危险，是疾病的危险因素。

$RR<1$，说明暴露组发病概率小于非暴露组发病概率，暴露减少了发生疾病的危险，是疾病的保护因素。

RR 值越大，因素与疾病的关联强度越大。*RR* 简单、易于理解，但是病例对照研究不能计算发病率，也就无法得到 *RR*，只能以 *OR* 估计 *RR*。*OR* 的含义与 *RR* 相同。

（3）1∶1配比病例对照资料分析：①显著性检验；②计算比值比 *OR*；③计算 *OR* 的置信限。

3. 队列研究

（1）概念：是将一个范围明确的人群按是否暴露于某可疑因素或暴露程度分为不同的亚组，追踪各组的结局并比较其差异,从而判定暴露因素与结局之间有无关联及关联程度大小的一种观察性研究方法。

（2）用途:检验病因假设和描述疾病的自然史。

（3）队列研究资料的统计分析

1）相对危险度(*RR*):*RR* 也叫危险比或率比,是暴露组发病率(或死亡率)与非暴露组发病率(或死亡率)的比值。*RR* 表示暴露组发病或死亡的危险是非暴露组的多少倍。*RR* 值越大,暴露与结局关联强度越大。

2）归因危险度(*AR*):也叫特异危险度或超额危险,是暴露组发病率与对照组发病率的差值,还可称为率差。*AR* 表示暴露人群与非暴露人群比较所增加的发病(死亡)率。

3）归因危险度百分比(*AR*%):是指暴露人群因某因素暴露所致的某病发病或死亡占该人群该病全部发病或死亡的百分比。

4）人群归因危险度(*PAR*):是人群中某病发病(死亡)率与非暴露人群该病发病(死亡)率的差值,表示总人群因暴露于某因素而致的某病发病(死亡)率。

5）人群归因危险度百分比(*PAR*%):也叫人群病因分值,是指总人群因暴露于某因素所致的某病发病或死亡占总人群该病全部发病或死亡的百分比。

RR、*AR* 和 *AR*% 都特指暴露因素对暴露者的危害;而 *PAR* 和 *PAR*% 则说明暴露对一个具体人群的危害程度,以及消除这个因素后可能使发病率或死亡率减少的程度。

（四）实验流行病学

实验流行病学是将来自同一总体的研究对象随机分为实验组和对照组,实验组给予实验因素,对照组不给予该因素,然后前瞻性地随访各组的结局并比较其差别的程度，从而判断实验因素的效果。

四、公共卫生监测与疾病暴发的调查

（一）公共卫生监测概述

1. 概念　公共卫生监测是指连续地、系统地收集疾病或其他卫生事件的资料，经过分析、解释后及时将信息反馈给所有应该知道的人（如决策者、卫生部门工作者和公众等），并且利用监测信息的过程。公共卫生监测是制定、实施和评价疾病和公共卫生事件预防控制策略与措施的重要信息来源。

2. 目的　①确定主要的公共卫生问题，掌握其分布和趋势；②查明原因，采取干预措施；③评价干预措施效果；④预测疾病流行；⑤制定公共卫生策略和措施。

（二）疾病监测

1. 概念　疾病监测是指连续地、系统地收集疾病的资料，经过分析、解释后及时将信息反馈给所有应该知道的人，并且利用监测信息的过程。

2. 我国主要的疾病监测方法　①被动监测；②主动监测；③常规报告；④哨点监测。

（三）疾病暴发的调查与分析

1. 疾病暴发　是指在局部地区或集体单位中，短时间内突然出现异常多的性质相同的病例，在采取有效控制措施后，病例会迅速减少。

2. 疾病暴发的调查　①暴发的核实；②准备和组织；③现场调查；④资料整理；⑤确认暴发终止；⑥文字总结。

【名师助记】

常用流行病学研究方法要点：
现况普查抽样查，描述流行多特征；
先假设，再验证，分析流行规律生；
实验对照两组行，干预措施前瞻性。

【仿真自测】

1. 根据有无暴露某因素史分组的研究是
   A. 现况研究　　B. 病例对照研究
   C. 队列研究　　D. 实验流行病学研究
   E. 临床试验
2. 衡量某病和某暴露因素间联系强度的最佳指标是
   A. 暴露者的发病率　　B. 暴露者的死亡率
   C. 暴露者的致残率　　D. 相对危险度
   E. 特异危险度
3. 衡量某疾病的原因归因于暴露某危险因素程度的最好指标是
   A. 归因危险度百分比
   B. 归因危险度
   C. 人群归因危险度
   D. 人群归因危险度百分比
   E. 相对危险度

[答案] 1. C　2. D　3. A

第四章

临床预防服务

【自测摸底】

健康管理是指

A. 对住院病人进行管理

B. 对超重人群进行体重管理

C. 对健康危险因素进行干预

D. 对个体或群体的健康进行全面监测、分析、评估、提供健康咨询、指导以及对健康危险因素进行干预的全过程

E. 对医疗费用实施监控和调整

【名师精讲】

一、概述

（一）概念

1. 临床预防服务　是指医务人员在临床场所对“健康者”和无症状“患者”的健康危险因素进行评价，实施个性化的预防干预措施来预防疾病和促进健康。

2. 健康管理　是指对个体或群体的健康进行全面监测、分析、评估、提供健康咨询、指导以及对健康危险因素进行干预的全过程。健康管理的目的是调动个

体、群体及整个社会的积极性，有效地利用有限的资源达到最大的健康效果。

（二）健康危险因素评估

1. 健康危险因素评估 是一种用于描述和评估个体的健康危险因素所导致的某一特定疾病或因为某种特定疾病而死亡可能性的方法或工具。

2. 健康危险因素收集 收集个人健康信息是临床预防服务的第一步。

3. 危险度评估方法

（1）建立在单一危险因素与发病的基础上，将这些单一因素与发病率的关系以相对危险性来表示强度，得出各相关因素的加权分数即为患病危险性。

（2）建立在多因素数理分析的基础上，采用统计学概率理论的方法得出患病危险性与危险因素之间的关系模型。

前者方法简单实用；后者是以数据为基础，并应用了统计学中的多元回归、神经网络方法、Cox 风险模型等，提高了评价的准确性。

二、健康相关行为干预

（一）健康教育、健康促进的概念

1. 健康教育 是有计划地应用循证的教学原理与技术，为学习者提供获取科学的健康知识、树立健康观念、掌握健康技能的机会，帮助他们作出有益健康的决定和有效且成功地执行有益健康的生活行为方式的过程。

2. 健康促进 指促使人们维护和提高自身健康的过程。它是协调人类与环境的战略，同时也规定了个人与社会对健康各自所负的责任。

（二）临床场所行为干预的基本模式

1. 5A 模式 是由医务人员在临床场所为患者提

供健康咨询的5个基本步骤:①评估(ask/assess,以病情、知识、技能、自信心为主);②劝告(advise,指提供有关健康危害的相关信息、行为改变的益处等);③达成共识(agree,指根据患者的兴趣、能力共同设定一个改善健康/行为的目标);④协助(assist,为患者找出行动可能遇到的障碍,帮助确定正确的策略、解决问题的技巧及获得社会支持);⑤安排随访(arrange,指明确随访的时间、方式与行动计划)。最终通过患者自己的行动计划,达到既定的目标。

2. 健康咨询的原则 ①建立友好关系;②鉴定需求;③移情;④调动参与;⑤保守秘密;⑥尽量提供信息和资源。

(三)烟草使用的行为干预

临床可以使用“5A”方案进行简短干预。“5A”戒烟法是由5种活动所组成,每一个都由字母“A”开始,即:ask,询问所有患者关于吸烟的问题;advise,建议吸烟者戒烟;assess,评估吸烟者的戒烟意愿;assist,提供戒烟药物或者行为咨询治疗等;arrange,安排随访。

(四)合理营养

1.《中国居民膳食指南》(2016年版) 针对一般人群膳食指南核心推荐内容包括:①食物多样,谷类为主;②吃动平衡,健康体重;③多吃蔬果、乳类、大豆;④适量吃鱼、禽、蛋、瘦肉;⑤少盐少油,控糖限酒;⑥杜绝浪费,兴新食尚。

2. 中国居民平衡膳食宝塔 根据《中国居民膳食指南》,把平衡膳食的原则转化各类食物的重量,并以直观的宝塔形式表现出来。

【仿真自测】

1. 下列对《中国居民膳食指南》(2016 年版)内容的表述错误的是
   A. 杜绝浪费,兴新食尚
   B. 少盐少油,限糖禁酒
   C. 吃动平衡,健康体重
   D. 食物多样,谷类为主
   E. 多吃蔬果、乳类
2. 以下属于医务人员在临床场所对“健康者”和无症状“患者”的健康危险因素进行评价,实施个性化预防干预措施来预防疾病和促进健康的是
   A. 临床预防服务 B. 社区预防服务
   C. 社会预防服务 D. 国家预防服务
   E. 群体预防服务

[答案] 1. B 2. A

第五章

社区公共卫生

【自测摸底】

有效的慢性病管理方法不包括

A. 住院进行手术治疗

B. 自我管理

C. 基层卫生服务

D. 专科处理

E. 药物使用

【名师精讲】

一、人群健康与社区卫生

（一）人群健康

人群健康指的是通过采取社会、经济、环境、个体行为干预以及医疗卫生服务等综合性措施，以保障和促进整个人群健康的过程。

（二）社区基本公共卫生服务

由政府根据特定时期危害国家和公民的主要健康问题优先次序以及当时国家可供给能力（筹资和服务能力）综合选择确定，并组织提供的非营利的卫生服务。

1. 内容　居民健康档案管理服务规范、健康教育服务规范、预防接种服务规范、0~6 岁儿童健康管理服务规范、孕产妇健康管理服务规范、老年人健康管理服务规范、高血压患者健康管理服务规范、2 型糖尿病患者健康管理服务规范、严重精神障碍患者管理服务规范、肺结核患者健康管理服务规范、中医药健康管理服务规范、传染病及突发公共卫生事件报告和处理服务规范、卫生计生监督协管服务规范。

2. 主体 卫生院、村卫生室和社区卫生服务中心(站)等城乡基层医疗卫生机构。

二、传染病的预防与控制

(一) 传染病预防控制的策略与措施

1. 传染病预防控制策略

(1) 预防为主:①加强人群免疫;②改善卫生条件;③加强健康教育。

(2) 加强传染病监测。

(3) 建立传染病预警制度。

(4) 加强传染病预防控制管理

(5) 传染病的全球化控制。

2. 传染病预防控制措施

(1) 传染病报告。

(2) 针对传染源的措施

1) 患者:针对患者的措施是做到早发现、早诊断、早报告、早隔离、早治疗。

2) 病原携带者:对病原携带者应做好登记、管理和随访,至其病原体检查 2~3 次阴性后。

3) 接触者:凡与传染源有过接触并有可能受感染者都应接受检疫,包括留验、医学观察、应急接种和药物预防。

4) 动物传染源处理。

(3) 针对传播途径的措施:对传染源污染的环境,必须采取有效的措施,去除和杀灭病原体。

（4）针对易感者的措施：①免疫预防；②药物预防；③个人防护。

（5）传染病暴发、流行时的紧急措施：①限制或停止集市、集会、影剧院演出或其他人群聚集活动；②停工、停业、停课；③临时征用房屋、交通工具；④封闭被传染病病原体污染的场所和公共饮用水源。

（二）计划免疫

根据疫情监测和人群免疫状况分析，按照规定的免疫程序，有计划地进行预防接种，以提高人群免疫水平，达到控制乃至最终消灭相应传染病的目的。

三、慢性非传染性疾病的预防与管理

（一）主要慢性非传染性疾病流行现状与防治策略

1. 慢性非传染性疾病　是一组起病时间长，缺乏明确的病因证据，一旦发病即病情迁延不愈的非传染性疾病的概括性总称。常见有冠心病、脑卒中、肿瘤、糖尿病及慢性呼吸系统疾病等。

慢性非传染性疾病在我国的主要流行特点：①高发病率、高患病率、高死亡率；②主要危险因素的暴露水平不断提高；③潜在慢性病患者众多；④疾病负担不堪重负。

2. 慢性非传染性疾病防治策略　防治原则和方法：①坚持统筹协调；②坚持共建共享；③坚持预防为主；④坚持分类指导。

（二）慢性非传染性疾病的管理

1. 疾病管理　是一种通过整合性医疗资源的介入与沟通来提高患者自我管理效果的管理系统。

2. 慢性非传染性疾病管理　是指以生物-心理-社会医学模式为指导，组织慢性非传染性疾病专业医生及护理人员，通过为健康人、慢性非传染性疾病风险人群、慢性非传染性疾病患者提供全面、连续、主动的管理，以达到促进健康、延缓慢性非传染性疾病进程、减少并发症、降低伤残率、延长寿命、提高生活质量，同时降低医药费用目的的一种科学健康管理模式。

四、环境卫生

环境卫生是以人类及其周围的环境为对象，阐明环境因素对人群健康影响的发生与发展规律，并通过识别、评价、利用或控制与人群健康有关的各种环境因素，达到保护和促进人群健康的目的。

五、职业卫生服务与职业病管理

1. 职业卫生服务的概念　职业卫生服务是以保护和促进职工的安全与健康为目的的全部活动。它要求有关的部门、雇主、职工及其代表，创造和维持一个安全与健康的工作环境，使工作适合于职工的生理特点，从而促进职工的躯体与心理健康。

2. 职业病管理　职业人群健康监护是以预防为目的，通过对职业人群健康状况的各种检查以及系统、定期地收集、整理、分析和评价有关健康资料，掌握职业人群健康状况，及时发现健康损害征象，并连续性地监控职业病、工作有关疾病等的分布和发展趋势，以便适时地采取相应的预防措施，防止有害因素所致疾病的发生和发展。内容包括接触控制（职业性有害因素的环境监测、接触评定）、医学监护和信息管理。

六、食物中毒

1. 食物中毒　一般可按病原分为细菌性食物中毒、真菌及其毒素食物中毒、动物性食物中毒、有毒植物中毒、化学性食物中毒。发病特点是具有季节性、暴发性、相似性、非传染性。

2. 食物中毒的调查与处理

（1）食物中毒流行病学调查：①人群流行病学调查；②危害因素调查；③实验室检验。

（2）食物中毒技术处理总则

1）对患者采取紧急处理，并及时向当地卫生行政部门和食品安全综合监管部门报告：①停止食用中毒食品；②采取患者标本，以备送检；③对患者急救治疗，包括急救（催吐、洗胃、清肠）、对症治疗和特殊治疗。

2）对中毒食品控制处理：①保护现场，封存中毒食品或疑似中毒食品；②追回已售出的中毒食品或疑似中毒食品；③对中毒食品进行无害化处理或销毁。

3）对中毒场所采取消毒处理。

七、医务人员安全及其防范措施

1. 医务人员所处的环境　具有普通人群环境的共性，即暴露于自然环境、社会环境中，同时又具有特殊性，即暴露于医院的特定环境之中。

2. 医务人员安全防范原则　医院内所有区域都应当采取标准预防。

3. 医务人员标准预防的具体措施

（1）接触血液、体液、分泌物、排泄物等物质以及被其污染的物品时应当戴手套。

（2）脱去手套后应立即洗手。

（3）一旦接触了血液、体液、分泌物、排泄物等物质以及被其污染的物品后应当立即洗手。

（4）医务人员的工作服、脸部及眼睛有可能被血液、体液、分泌物等物质喷溅到时，应当戴一次性外科口罩或者医用防护口罩、防护眼镜或者面罩，穿隔离衣或围裙。

（5）处理所用的锐器时应当特别注意，防止被刺伤。

（6）患者用后的医疗器械、器具等应当采取正确的消毒措施。

（7）发生泼溅事故后应立即采取措施保护易污染物质；如怀疑有严重事故，应按较严重情况处理，同时疏散人群，防止污染扩散；控制污染，防止人员再进入；通知实验室主管领导和安全负责人查清情况，确定消毒程序。

八、突发公共卫生事件及其应急策略

（一）突发公共卫生事件概念与分类

1. 突发公共卫生事件　是指突然发生，造成或者可能造成社会公众健康严重损害的重大传染病疫情、群体性不明原因疾病、重大食物中毒和职业中毒以及其他严重影响公众健康的事件。

2. 突发公共卫生事件分类　①重大传染病疫情；②群体性不明原因疾病；③重大食物中毒和职业中毒；④其他严重影响公众健康的事件。

3. 突发公共卫生事件分级　特别重大（Ⅰ级）、重大（Ⅱ级）、较大（Ⅲ级）和一般（Ⅳ级）四级。

（二）突发公共卫生事件的报告和处理原则

报告时限（2019 年调整）：省、自治区、直辖市人民政府应当在接到报告 1 小时内，向国务院卫生行政主管部门报告。国务院卫生行政主管部门对可能造成重大社会影响的突发事件，立即向国务院报告。

突发事件监测机构、医疗卫生机构和有关单位发现需要报告情形之一的，应当在 2 小时内向所在地县级人民政府卫生行政主管部门报告；接到报告的卫生行政主管部门应当在 2 小时内向本级人民政府报告，并同时向上级人民政府卫生行政主管部门和国务院卫生行政主管部门报告。

县级人民政府应当在接到报告后2小时内向设区的市级人民政府或者上一级人民政府报告；设区的市级人民政府应当在接到报告后2小时内向省、自治区、直辖市人民政府报告。任何单位和个人对突发事件，不得隐瞒、缓报、谎报或者授意他人隐瞒、缓报、谎报。

【仿真自测】

1. 20世纪90年代，某地水源污染引发一起传染病暴发流行。在80万人的供水范围内，有40.3万人罹患经自来水传播的隐孢子病。此次突发公共卫生事件突出体现的特点是
   A. 局限性　B. 普遍性
   C. 常规性　D. 散发性
   E. 聚集性
2. 南方某村，居民以玉米为主食，某年秋天突然有十余人出现发热、呕吐、厌食、黄疸，随后出现腹水、水肿，因抢救及时未出现死亡病例。经医生诊断排除传染性肝炎，分析原因与居民主食玉米有关。该情况最可能是
   A. 污水灌田引起食物中镉超标
   B. 玉米晾晒过程中被多环芳烃污染
   C. 玉米有农药残留
   D. 玉米被黄曲霉毒素污染
   E. 玉米中混进了有毒植物种子

［答案］1. B　2. D

3. 确定食物中毒可疑食物的主要依据是
   A. 在同一场所同一时间未发病者未进食的食物
   B. 寻找潜伏期最短者
   C. 患者潜伏期特有的中毒症状
   D. 患者潜伏期呕吐物和排泄物
   E. 发病者的临床症状

[答案] 3. A

第三篇

医学人文综合

第一部分　医学心理学

【考情分析】

医学心理学基础

心理治疗

心身疾病

心理评估

心理健康

绪论

医患关系

患者的心理问题

第一章

医学心理学的概述

第一节　医学心理学概述

【自测摸底】

下列不是医学心理学相关学科的是

A. 临床心理学　　B. 变态心理学

C. 心身医学　　D. 健康心理学

E. 经济学

【名师精讲】

一、医学心理学的概念与性质

医学心理学是心理学的分支,是心理学与医学相结合的一门交叉学科,是研究心理社会因素与健康及其在疾病发生、预防、诊断治疗和护理中相互作用规律的科学。其性质既是自然科学也是社会科学,既是理论科学也是应用科学。

二、医学模式的转化

医学模式是指一定时期内人们对疾病和健康的总体认识,是该时期医学发展的指导思想。医学模式的发展经历了以下四个阶段:①神灵主义医学模式;②自然哲学医学模式;③生物医学模式;④生物-心理-社会医学模式。

【仿真自测】

1. 医学强调身心一元论的观点,人的身(肉体或生理)心(精神或心理)两个方面的相互联系和影响是双向的,其相互作用的模式是环形的,而非线性,这种观点所属的医学模式是
   A. 神灵医学模式
   B. 自然哲学医学模式
   C. 生物医学模式
   D. 生物-心理-社会医学模式
   E. 生物-心理医学模式
2. 医学心理学属于
   A. 交叉学科
   B. 心理学学科
   C. 医学学科
   D. 精神病学学科
   E. 分支学科
3. 医学模式是
   A. 某一时代各种医学思想的集中反映
   B. 某一时代各种医学学派的集中反映
   C. 对医学各门类的总称
   D. 对医学知识和技术的总称
   E. 对科学技术的总称
4. 下列有关生物医学模式的说法错误的是
   A. 该模式的出现是近代自然科学发展的结果
   B. 注重生物学因素对人的影响
   C. 受宗教思想的影响
   D. 忽视人的社会性
   E. 该医学模式认为每一种疾病都有一种特殊的生物学原因,因此可以采用物理或化学方法治疗

[答案] 1. D 2. B 3. A 4. C

5. 医学心理学的研究对象为
A. 心理活动的规律
B. 人类行为的科学发展
C. 疾病发生、发展的规律
D. 影响健康的有关心理问题和行为
E. 疾病预防和治疗的原则

第二节 医学心理学的任务与观点

【名师精讲】

一、医学心理学的研究任务

1. 心理社会因素在疾病的发生、发展和变化过程中的作用规律。

2. 心理评估手段在疾病的诊断、治疗、护理与预防中的作用。

3. 运用心理治疗的方法达到治病、防病与养生保健的目的。

4. 患者心理活动的特点以及心理康复方法的运用。

二、医学心理学的基本观点

1. 心身统一的观点。
2. 社会对个体影响的观点。
3. 认知评价的观点。
4. 主动适应与调节的观点。
5. 情绪因素作用的观点。
6. 个性特征作用的观点。

［答案］5. D

【仿真自测】

医学心理学关于健康与疾病认识的说法不确切的是

A. 健康是身体上、心理上和社会上的完美状态

B. 健康与疾病是彼此相互依存、相互转化的统一体

C. 从严重病态到健康巅峰是一个生命的连续体,也是一个动态变化的过程

D. 健康与疾病是相互对立的静止状态

E. 健康和疾病没有绝对的界限

[答案] D

第二章

医学心理学基础

第一节　心理学概述

【自测摸底】

心理学主要从两方面进行研究，一方面是个性心理，另一方面是

A. 心理问题　　B. 心理过程

C. 心理规律　　D. 心理障碍

E. 心理动因

【名师精讲】

一、心理学的概念

心理学是研究心理现象的发生、发展及其规律的科学。

二、心理现象的分类

心理现象是心理活动的表现形式，分为心理过程和人格两方面。

1. 心理过程　指人心理活动发生、发展的过程。具体指在客观事物的作用下，在一定的时间内，大脑反映客观现实的过程。这个过程包括三个方面，即认知过程、情感过程和意志过程。

2. 人格　也称个性，指一个人的整个精神面貌。

人格结构主要包括人格倾向性、人格特征和自我意识。

自我意识是意识的一种形式，是一个人对自己本身的一种意识，由自我认识、自我体验和自我调控等方面构成。

三、心理实质的内容

（一）心理发展的生物学基础

1. 遗传为心理的发展提供可能性。

2. 生理发展是心理发展的物质基础

（1）大脑结构的发展：大脑发展的两个快速期分别是5~6岁和13岁左右。

（2）大脑功能的发展：随结构的发展而发展。

（3）脑结构和功能的可变性：脑结构和功能的发展遵循特定规律，也在很大程度上受环境因素的影响和制约。

（二）心理的实质

1. 心理是脑的功能。

2. 心理是人脑对客观现实主观能动的反映。

【仿真自测】

1. 心理现象包括心理过程和

A. 感知　　B. 认知过程

C. 人格倾向性　　D. 人格

E. 意志过程

2. 心理活动的实质是心理活动对客观现实的主观反映，也是

A. 人的兴趣物　　B. 物质的内容

C. 客观现实　　D. 人感觉到的事物

E. 脑的功能

[答案] 1. D　2. E

3. 心理过程包括认知过程、情感过程和
A. 心理活动　B. 人格特征
C. 意志过程　D. 人格倾向性
E. 气质

第二节　认 知 过 程

【自测摸底】

吃完糖后再吃葡萄,会觉得葡萄格外酸,这种现象叫作
A. 感觉适应　B. 感觉的连贯性
C. 感觉的对比　D. 感受性的提高
E. 感受性免疫

【名师精讲】

一、感觉与知觉的概念、种类与特征

(一) 感觉

1. 概念　感觉是人脑对直接作用于感觉器官的客观事物的个别属性的反映。

2. 感觉现象　主要的感觉现象有感觉适应、感觉后像、感觉融合、感觉对比、感觉的相互作用。

(1) 感觉适应:由于刺激物对感觉器官的持续作用而导致感受性发生变化的现象。例如,"入芝兰之室,久而不闻其香;入鲍鱼之肆,久而不觉其臭。"

(2) 感觉后像:在刺激物停止作用于感受器后,感觉现象仍暂留一段时间的现象。

(3) 感觉的空间积累与空间融合:感觉不仅有时

[答案] 3. C

间积累现象,也有空间积累现象。空间积累是指感受器不同部位同时受到刺激所产生的、因反应整合在一起而改变了感受性的现象。空间融合是指感受器把同时作用于其上的不同刺激的反应联合起来产生单一感觉的现象。

(4) 感觉对比:指同一感受器接受不同的刺激而使感受性发生变化的现象。

(5) 不同感觉的相互作用:指因为此种感觉通道受到刺激而引起彼种感觉通道产生感觉或感受性发生变化的现象。

(二)知觉

1. 概念 知觉是人脑对直接作用于感觉器官的客观事物的整体属性的反映。知觉是在感觉的基础上产生的,是对感觉信息的综合与解释。知觉以感觉为基础,但它不是个别感觉信息的简单总和。

2. 知觉的基本特征 ①选择性;②整体性;③理解性;④恒常性。

二、记忆的概念、种类与过程

记忆是人脑对过去经验的保持和再现,包括识记、保持、再认和再现(回忆)三个环节。

1. 识记 是人们获得经验的过程。根据识记时有无明确的目的,把识记分为无意识记和有意识记;根据识记时对材料意义的理解程度,可将识记分为意义识记和机械识记。

2. 保持和遗忘 保持是把感知过的事物、体验过的情感、做过的动作、思考过的问题等,以一定的形式储存在脑中的过程。遗忘是指对识记过的事物不能再认或回忆,或者再认或回忆有错误。

3. 再认和回忆 再认和回忆是对储存的信息进行提取的过程。

三、思维的概念、特征、种类与过程

（一）思维的概念和特征

1. 概念　思维是人脑对客观现实的概括的、间接的反映。通过思维人们可以找出事物之间的本质联系和规律性。

2. 特征　思维具有间接性和概括性两个基本特征。

（二）思维的种类

1. 根据思维过程中的凭借物分类　①动作思维；②形象思维；③抽象思维。

2. 根据探索答案的方向分类　①聚合思维；②发散思维。

3. 根据思维的主动性和独创性分类　①习惯性思维；②创造性思维。

（三）思维的过程

①分析与综合；②比较与分类；③抽象和概括。

【仿真自测】

1. 以下选项中不属于知觉一般特征的是
   A. 选择性　　B. 整体性
   C. 理解性　　D. 恒常性
   E. 关联性
2. 下列关于感觉的说法不正确的是
   A. 感觉是人脑对于直接作用于感觉器官的事物的综合反映
   B. 感觉是我们获取知识的方式
   C. 感觉是维持人的正常心理活动所必需的
   D. 感觉是人脑对直接作用于感觉器官的事物的个别属性的反映
   E. 并不是所有刺激都能引起感觉

［答案］1. E　2. A

第三节 情 绪 过 程

【自测摸底】

心境是指

A. 正性情绪　　B. 负性情绪

C. 一种情感　　D. 抑郁情绪

E. 一种情绪状态

【名师精讲】

一、情绪与情感的概念

1. 情绪　是人和动物受到情景刺激时,经过是否符合自己需要的判断后,产生的生理变化、行为变化和对事物态度的主观体验。

2. 情感　是人对精神性和社会性需要的态度的体验。

二、情绪与情感的分类

1. 基本情绪　快乐、悲哀、愤怒、恐惧。

2. 情绪状态

(1) 心境:是指微弱、持久、带有渲染性的情绪状态。不具有特定的对象性,不针对任何特定事物。

(2) 激情:是一种迅猛爆发、激动短暂的情绪状态。

3. 高级情感　道德感、理智感、美感。

三、情绪的作用

积极稳定的情绪有利于人们的心身健康,有利于调动工作积极性和提高工作效率。

1. 情绪的功能　①适应生存的心理工具,进化的产物;②激发心理活动和行为的动机;③心理活动的组织者;④人际交往的重要手段。

2. 情绪与健康　不良情绪对个体健康的危害:①直接导致疾病的发生;②降低机体的抵抗力。

【名师助记】

情绪和情感的区别见表 3-1。

表 3-1　情绪和情感的区别

区别要点	情绪	情感
稳定程度	情境性和短暂性	深刻性和持久性
表现形式	表现外显性、冲动性	表现内隐性、稳定性
属性	多与人的生理需要相联系	多与人的社会需要相联系
发生时间	人和动物都有，发生较早	人所独有，发生较晚

【仿真自测】

1. “喜则见喜，忧则见忧”主要指情绪状态中的

A. 激情　B. 心境　C. 悲哀

D. 应激　E. 快乐

2. 情绪状态分为心境、应激和

A. 愤怒　B. 快乐　C. 悲哀

D. 恐惧　E. 激情

第四节　意志过程

【自测摸底】

意志行动心理过程可分为两个阶段，即采取决定和

A. 确定目的　B. 动机冲突

C. 制订计划　D. 执行决定

E. 完成决定

[答案] 1. B　2. E

【名师精讲】

一、意志的概念、特征与基本过程

1. 意志 自觉地确定目的,克服困难以实现目的的心理过程。

2. 意志与认知的关系 意志活动的前提和基础是认知。

3. 意志与情绪的关系 情绪渗透于人的意志行动的全过程。

4. 意志的特征

(1) 意志行动是有目的的行动。

(2) 与克服困难相联系(意志行动的核心)。

(3) 以随意运动为基础。

二、意志的品质

1. 自觉性。

2. 独立性。

3. 果断性。

4. 自制性。

5. 坚韧性。

第五节 需要与动机

【自测摸底】

动机产生的两个条件是

A. 需要和目的　　B. 需求和目标

C. 诱因与目的　　D. 意志与目的

E. 需要与诱因

【名师精讲】

人格倾向性包括需要、动机、兴趣、信念和世界观等。

一、需要的概念、分类与需要层次论

1. 概念 需要是指人的生理和社会的客观需求

在脑中的反映，是对某种目标的渴求和欲望。

2. 分类

(1) 按需要的起源和发展分类：生物性需要、社会性需要。

(2) 按需要对象的性质分类：物质需要、精神需要。

3. 需要层次论　马斯洛将需要分为五个层次，由低到高依次为：生理的需要、安全的需要、爱与被爱的需要、尊重的需要、自我实现的需要。

二、动机的概念、产生条件与分类

1. 概念　动机即推动个体投入行动达到目的的心理动力。它是以需要为基础，并在外界诱因下产生的。动机对于个体的行动具有始发、导向、维持和调节功能。

2. 动机产生需要的条件　①内部条件（以需要为基础）；②外部的刺激或诱导。

3. 分类　根据动机的内容可分为生理性动机和社会性动机。

三、动机冲突的类型及其应用

动机冲动分为三种类型（表3-2）。

表3-2　动机冲动的类型及特点

类型	特点	举例
双趋冲突	两个目标对个人有相同的吸引力无法同时实现二者，必择其一时的冲突	鱼与熊掌不可兼得
双避冲突	指一个人同时受到两种威胁产生同等程度的逃避动机，但迫于形势只能择其一时的冲突	前有狼后有虎
趋避冲突	指人对同一事物同时产生相矛盾的动机，既向往得到它又想拒绝避开它	爱吃糖的人既想吃它又怕引起肥胖

【仿真自测】

下列选项属于人格心理倾向性的是

A. 能力
B. 性质
C. 气质
D. 自我意识
E. 动机

第六节 人 格

【自测摸底】

依据体液学说，多血质的气质特征是

A. 活泼好动、反应迅速、行动敏捷、兴趣广泛、喜交际、情绪不稳定、粗枝大叶
B. 刚强、直率、热情、易感情用事、喜冒险、易冲动
C. 冷静、踏实、善于忍耐、稳定、情感不外露
D. 想象丰富、情感体验深刻、善于觉察细节、遇事缺乏果断性
E. 情绪不稳定、思维不灵活、情感体验丰富、外向、冲动

【名师精讲】

一、人格的定义

人格指在遗传基础上，在社会化过程中形成具有一定倾向性的行为模式和心理特征，即个体总的精神面貌。

二、能力与智力

1. 能力 指直接影响活动效率，使活动顺利完成的个性心理特征。

(1) 一般能力：指在许多不同种类的活动中表现

[答案] E

出来的能力,如观察力、理解力、记忆力、运动能力等。

(2) 特殊能力:指在某种专业活动中表现出来的能力,是顺利完成某种专业活动的心理条件。

2. 智力　指认识方面的各种能力的综合,其核心是抽象逻辑思维能力。智力属于一般能力。

三、气质

1. 概念　气质是不依活动目的和内容而转移的典型的、稳定的心理活动的动力特征。

2. 气质的类型

(1) 多血质:相当于活泼型。其气质特征是感受性低,耐受性高,可塑性强,敏捷。其外显行为是言行敏捷,活泼好动,待人热情,粗心、浮躁,注意力不稳定,兴趣易变,外倾性格。

(2) 黏液质:相当于安静型。其气质特征是感受性低,耐受性高,可塑性稳定,敏捷性差。其外显行为是言行少而慢,活动稳且慢,情绪隐而不露,善忍耐,对人冷淡,固执拘谨,内倾性格。

(3) 胆汁质:相当于兴奋型。其气质特征是感受性低,耐受性高,可塑性不稳定,行动敏捷。其外显行为是精力充沛,不易疲劳,情绪急躁,粗心,易冲动,自制力差,外倾明显。

(4) 抑郁质:相当于抑制型。其气质特征是感受性高,耐受性低,可塑性差而刻板,行动缓慢。其外显行为是动作稳定、缓慢,观察细微,情感体验深刻,敏感,怯懦,孤独多虑,不果断且缺乏信心,严重内倾。

四、性格

1. 概念　性格是个体在社会实践活动中所形成的对人、对己、对客观现实的稳固的态度以及与之相适应的习惯化了的行为方式。性格是人格的核心部分,受人意识倾向性的制约。

2. 性格的特征　性格最主要的特征是意识倾向

性,表现在对现实的态度方面。

3. 性格的分型 内倾型、外倾型、中间型;理智型、情感型、意志型。

五、人格形成的标志与决定因素

1. 自我意识的确立 自我评价、归属感(角色认同)、形象感等。

2. 社会化(行为纳入到社会规范的过程)。

【名师助记】

人格(个性)
- 人格倾向性:需要、动机、兴趣、信念、世界观等
- 人格特征:整体性、稳定性、独特性、社会性、倾向性
- 自我意识:自我认识、自我体验、自我调控

【仿真自测】

1. 某人做事总是风风火火,速度很快,脾气暴躁,缺乏耐心,而且时不时会出些错误。其气质类型属于
   A. 胆汁质 B. 多血质
   C. 黏液质 D. 多动质
   E. 抑郁质
2. 顺利完成各种活动所必备的基本能力是
   A. 语言能力 B. 想象能力
   C. 判别能力 D. 特殊能力
   E. 一般能力

[答案] 1. A 2. E

第三章

心理健康

第一节 心理健康概述

【自测摸底】

心理健康不包括

A. 智力正常　　B. 健康行为

C. 情绪乐观　　D. 意识清晰

E. 人格健全

【名师精讲】

一、心理健康的概念

根据不同年龄特点，通过各种形式的教育和培训，使人们能形成健全人格和正常心理过程，适应社会环境，预防精神疾病、心身疾病和不良行为模式，从而使心理、生理和社会生活处于完满的状态。

二、心理健康的标准

1. 有充分的适应力。

2. 充分了解自己，并对自己的能力作恰当的评价。

3. 生活目标切合实际。

4. 与周围环境保持良好接触。

5. 保持人格的完整与和谐。

6. 具备从经验中学习的能力。

7. 保持良好的人际关系。

8. 适度地情绪表达和控制。

9. 在集体允许的前提下,有限度地发挥个性。

10. 在社会规范允许的范围内,适度地满足个人的基本需要。

【名师助记】

心理健康概述要点:

积极、平常、适应。

乐观稳定心境好,

人格健全意志坚。

【仿真自测】

1. 心理健康的标准不包括
   A. 人际和谐
   B. 人格完整
   C. 智力正常
   D. 适应环境
   E. 情绪良好

2. 在印度丛林有两个由狼抚养的孩子,他们在与狼共同生活 7 年后被带回家,10 年后,他们还是不会人类的语言,只会一些简单的表达,但他们仍能听懂狼的语言。这件事说明
   A. 人类的自制力存在关键期
   B. 儿童时期对人的发展很重要
   C. 人的语言与智力发展存在关键期
   D. 人格发展存在关键期
   E. 人接受一种语言后很难改变

[答案] 1. D 2. C

第二节 不同年龄阶段的心理健康

【自测摸底】

关于青少年情绪、情感的特点,以下说法不正确的是

A. 情绪敏感　　B. 情绪反应强烈

C. 情绪心境化　　D. 情感丰富

E. 情绪稳定

【名师精讲】

一、儿童阶段心理健康常见问题与对策

1. 乳儿期

(1) 提供足量的蛋白质和核酸以促进乳儿的身体、大脑及神经系统健康发育。

(2) 乳儿会出现极为强烈的依恋需要,父母应重视乳儿的情感需求,与孩子建立亲密的情感联系,经常给予乳儿身体接触和感观刺激。

(3) 父母和其他长辈要经常耐心地与乳儿进行语言交流,促进乳儿的学习、模仿和智慧的发展。

(4) 正确地给予乳儿各种感观刺激和合理的行为功能训练。

(5) 断奶会给乳儿带来很大的心理打击,引起乳儿强烈的心身反应。

(6) 避免和矫正乳儿常见的不良行为。

2. 婴儿期

(1) 成人应鼓励婴儿开口说话。

(2) 训练婴儿的各种肢体动作。

(3) 父母应该重视婴儿的智力开发。

(4) 培养婴儿良好的习惯。

3. 幼儿期

(1) 开展丰富多彩的游戏活动。

（2）给儿童讲故事、看图书、看儿童影视并要求他们复述，以提高他们的口头语言表达能力。

（3）培养他们对计数的兴趣，逐步培养抽象思维的能力。

（4）通过参加各种游戏和社会活动，促进幼儿个体社会化及社会适应能力。

（5）培养良好的习惯。

（6）做好入学前的心理准备。

4. 学龄期

（1）做好小学入学后的适应工作，在学习和人际关系方面需培养新的能力。

（2）根据儿童天真、活泼、开朗、纯真的特点鼓励他们开放地成长。

（3）注意培养儿童的各种认知能力，引导他们学会思考，启发他们的思维能力和想象能力。

（4）培养儿童良好的习惯，如学习习惯、集体意识、意志力、恒心、爱心、责任感等。

（5）纠正儿童期常见的不良行为，如逃学、说谎、偷窃、欺负同伴、破坏公物等。

二、青少年阶段心理健康常见问题与对策

1. 青少年情绪情感特点　①情感的丰富性；②情感倾向的定型性；③情绪的强烈性；④情绪的不稳定性；⑤情绪心境化。

2. 青少年阶段心理健康对策

（1）学校和家庭教育应注重培养青少年独立自主的能力。

（2）促进自我意识的形成和发展。

（3）对青少年的性教育是一项重要的工作。

三、中年人心理健康常见问题与对策

1. 重视对自身心理健康的监察。

2. 积极合理地应对各种生活压力。

3. 努力加强自我心理保健。

第四章

心理应激与心身疾病

第一节　心理应激

【自测摸底】

汽车正在行驶中,一名儿童突然冲向马路对面,司机急刹车,汽车在发出刺耳的刹车声后停住,儿童在车前半米处跑过。这时司机顿感心跳加快,头上冒汗,手足无力,这种情绪状态是

A. 心境　　B. 激情
C. 情感　　D. 应激
E. 情操

【名师精讲】

一、心理应激的概念

心理应激是指人对外界有害物、威胁、挑战经认知评价后所产生的生理、心理和行为反应。

二、应激源的概念与种类

1. 应激源　是指环境对个体提出的各种要求,经个体认知评价后可引起心理或生理反应的刺激。

2. 应激源分类　应激源分为三大类。①家庭环境因素:如父母离异、亲子关系恶劣等;②工作或学习环境:如工作负担过重、职业转换等;③社会环境因素:

如严重自然灾害、交通事故等。

三、心理应激反应

1. 认知反应　轻度的应激状态有助于个体增强感知能力,活跃思维。但强烈的应激状态会对认知活动产生不良影响,导致如感觉过敏或歪曲、思维或言语迟钝或混乱、自知力下降、自我评价降低等现象。

2. 情绪反应　应激可导致焦虑、恐惧、愤怒和抑郁等多种不良情绪。焦虑是心理应激时最常出现的情绪反应。

3. 行为反应　应激时个体的行为表现为或“战”或“逃”两种类型。“战”表现为接近应激源、分析现实、研究问题、寻找解决问题的途径。“逃”表现为远离应激源的防御行为。

4. 自我防御反应　指借助于自我防御机制来应对环境的挑战,将自己与环境刺激的关系稍作调整,以减轻应激所引起的紧张和内心痛苦。

四、心理应激的应对方法

1. 回避或逃避过强的心理应激源,或用乐观、心胸宽大的态度处理负性生活事件。

2. 增强自己耐受挫折的能力和应对能力。

3. 学会各种放松技术,使心身放松。

4. 取得社会支持以解决问题。

【名师助记】

1. 应激是一种刺激物(如工作压力、人际关系紧张、拥挤、迁居等)。

2. 应激是一种反应(是个体对刺激或应激情境所作的应答反应)。

3. 应激是察觉到的威胁。

4. 应激是机体对内在和外在环境变化的应对过程。

【仿真自测】

1. 对于大多数人来说,适度的应激可以
   A. 导致疾病
   B. 加重疾病
   C. 引起生理障碍
   D. 促进人体适应
   E. 作为人成长和发展的必要条件
2. 有些人在面对应激事件时易采用“钻牛角尖”的方式应对,这种应对方式属于
   A. 自我防御反应
   B. 情绪反应
   C. 行为反应
   D. 生理反应
   E. 认知反应

第二节 心身疾病

【自测摸底】

心身疾病的诊断依据不包含
   A. 由于躯体疾病原因引发心理障碍
   B. 有器质性病变的临床特点
   C. 发病原因中有明确的心理社会因素
   D. 单纯生物医学措施疗效甚微
   E. 排除神经症和精神病

【名师精讲】

一、心身疾病的概念与特征

1. 概念 广义的心身疾病包括了与心理社会因素关系密切的躯体功能障碍。

[答案] 1. E 3. B

2. 狭义心身疾病的主要特征 ①心理社会因素在疾病的发生与发展过程中起重要作用;②表现为躯体症状,有器质性病理改变或已知的病理生理过程;③不属于躯体形式障碍。

二、心身疾病的发病原因与机制

1. 心理社会刺激物传入大脑。

2. 大脑皮质联合区的信息加工。

3. 传出信息触发应激系统引起生理反应。

4. 心身疾病的发生。

三、常见的心身疾病

(一)原发性高血压

1. 概念 原发性高血压是一种与遗传因素和其他许多因素相关,但确切病因尚未明确,以慢性血压升高为特征的临床综合征。

2. 心理社会因素与原发性高血压的关系 ①社会环境因素;②情绪因素;③不良行为因素;④人格特征。

(二)冠心病

1. 概念 由冠状动脉功能性改变或器质性病变引起的冠状动脉血流和心肌需求之间的不平衡而导致的心肌损害,包括急性暂时性和慢性两种情况。

2. 心理社会因素与冠心病的关系 ①情绪因素;②个性心理特征(A 型行为与冠心病有关);③社会环境因素;④行为因素。

(三)癌症

1. 概念 癌症是人体器官或组织的细胞在各种内在和外界致癌因素的长期作用下,逐渐发生持续性异常增生(繁殖)所形成的新的生长物或新生物。

2. 心理社会因素与癌症的关系

(1)生活事件与癌症:肿瘤症状出现前的最明显心理因素是亲人丧亡。

（2）应对、情绪反应与癌症的发生：不愿表达个人情感和情绪压抑是癌症发病的心理特点。

（3）个性特征与癌症的发生：C型行为与癌症的发生相关。

（4）心理社会因素与癌症的发生：各种心理因素影响癌症的发展和转归。

四、心身疾病的治疗原则

心身疾病应采取心身相结合的治疗原则。其中心理干预包括支持疗法、环境控制、松弛训练、生物反馈、认知治疗、行为疗法、暗示或催眠疗法、家庭治疗等。

【仿真自测】

1. 下列不属于心身疾病的是
   A. 精神分裂症　B. 冠心病
   C. 消化性溃疡　D. 糖尿病
   E. 高血压
2. 心身疾病的治疗原则不包括
   A. 药物缓解治疗　B. 自我心理调节
   C. 矫正不良习惯　D. 不间断发泄
   E. 心理护理

［答案］1. A　2. D

第五章

心理评估

第一节　心理评估概述

【自测摸底】

根据心理学的理论和方法对人的心理品质及水平所作出的鉴定是

A. 心理测验　　B. 心理测验

C. 心理评估　　D. 心理咨询

E. 心理诊断

【名师精讲】

一、心理评估的概念

心理评估是依据心理学的理论和方法对人的心理品质及水平所作出的鉴定。

二、心理评估的基本程序和常用方法

1. 观察法　通过对被评估者的行为表现进行直接或间接(通过摄录像设备等)的观察或观测而进行心理评估的方法。

2. 会谈法　基本形式是评估者与被评估者进行面对面的语言交流，是心理评估中最常用的一种基本方法。

3. 调查法　当有些资料不可能从当事人那里获

得时，就要从相关的人或材料那里得到。调查是一种间接的、迂回的方式。

4. 作品分析法 也称产品分析法。所谓“作品”指被评估者所作的日记、书信、图画、工艺等文化性的创作，也包括了他（她）生活和劳动过程中所做的事和东西。

5. 心理测验法及临床评定量表 测验可以对心理现象的某些特定方面进行系统评定，一般采用标准化、数量化的原则，所得到的结果可以参照常模进行比较，避免了一些主观因素的影响，使结果评定更为客观。

【名师助记】

应用心理测验的原则：①标准化原则；②保密原则；③客观性原则。

【仿真自测】

心理测验的原则是

A. 标准化　　B. 稳定性

C. 社会化　　D. 道德性

E. 独特性

第二节 心理测验的分类及其应用

【自测摸底】

属于投射性测验的是

A. 明尼苏达多相人格调查表

B. 比奈智力测验

C. 卡特尔 16PF 测量

D. 主题统觉测验

E. 90 项症状自评

［答案］A

【名师精讲】

一、按测验目的分类

1. 智力测验 临床上智商(IQ)结果大于130分为超常,70~130分为正常,低于70分为低下(智力缺陷等级:轻度50~69分、中度35~49分、重度20~34分、极重度0~19分)。

常用的工具:比奈-西蒙智力量表、韦克斯勒成人和儿童智力量表、丹佛发育筛选测验(DDST)等。

2. 人格测验 常用的量表有明尼苏达多相人格调查表(MMPI)、罗夏墨迹测验、主题统觉测验(TAT)以及艾森克人格问卷(EPQ)等。

3. 神经心理学测验 如感知运动测验、记忆测验、联想思维测验等。

二、按测验方法分类

1. 问卷法。

2. 作业法 测验形式是非文字性的,让受试者进行实际操作。

3. 投射法 测验材料无严谨的结构,受试者根据自己的理解作答,借以诱导出受试者的经验、情绪或内心冲突。多用于测量人格,如罗夏墨迹测验、主题统觉测验、霍兹曼墨迹测验、词语联想测验、绘画测验等。

【仿真自测】

1. 不属于人格的投射类测验的是

A. 罗夏墨迹测验　　B. 主题统觉测验

C. 霍兹曼墨迹测验　　D. 词语联想测验

E. 范畴实验

[答案] 1. E

2. 罗夏墨迹测验所属的心理测验类别是
   A. 智力测验　　B. 临床记忆测验
   C. 情绪测验　　D. 人格测验
   E. 认知方测验

第三节　应用心理测验的一般原则

【名师精讲】

一、标准化原则

测量应采用公认的标准化的工具；施测方法要严格根据测验指导手册的规定执行；要有固定的施测措施；标准化的指导语；要有良好的信度和效度。

二、保密原则

这是心理测验的一条道德标准。一方面是测验的内容、答案及计分方法不允许随意扩散；另一方面是保护受试者的测试结果。

三、客观性原则

对结果作出评价时要遵循客观性原则，要符合受试者的实际情况。

【仿真自测】

智商同为85，一人是山区农民，结合他受教育程度和所处环境，考虑其智力基本正常；另一人是某大学教授，结合其他表现，考虑有大脑退行性改变的可能，这是遵循心理测验的
   A. 标准化原则　　B. 保密性原则
   C. 客观性原则　　D. 同一性原则
   E. 主观性原则

［答案］2. D　/　C

第四节 标准化心理测验的误差来源和技术指标

【自测摸底】

效度反映心理测试结果的

A. 一致性
B. 可靠性
C. 真实性
D. 代表性
E. 客观性

【名师精讲】

1. 信度 指一个测验工具在对同一对象的几次测量中所得结果的一致程度。反映工具的可靠性和稳定性。测量工具性能稳定,信度高。

2. 效度 指一个测量工具能够测量出其所要测东西的真实程度。反映工具的有效性、正确性。

3. 常模 是测验取样的平均值,即正常的或平均的成绩。

【名师助记】

心理测验的原则和条件要点:
标准保密客观性,
效度真,信度准,
常模测验取平均。

第五节 常用的心理测验

【自测摸底】

韦克斯勒智力检测组成主要是

A. 推理与思维测验
B. 表达与心理测验
C. 行为与思维测验
D. 言语与操作量表测验
E. 词汇与动作测验

【名师精讲】

一、智力测验及其应用

1. 智力　是一种潜在的、非单一的能力，它是一种知觉、分析和理解信息的复杂的混合体。

2. 智力单位　是在智力测验中衡量智力水平高低的尺度。目前常用三种表示法：智商（IQ）表示法、百分位法和智力等级水平划分，以智商表示法最常用。智商的计算方式有两种（表 3-3）。

表 3-3　智商的计算方式

计算方式	提出者	公式
比率智商（年龄智商）	美国特曼（Terman）	IQ＝MA/CA×100 MA 为智力年龄；CA 为实际年龄
离差智商	美国韦克斯勒（Wechsler）	$IQ=100+15(X-M)/S$ 100 为每个年龄组的 IQ 均值，15 为标准差；X 为受试者的成绩，M 为常模样本成绩的平均数，S 为常模样本成绩的标准差

3. 韦克斯勒成人智力量表（WAIS）　包括言语和操作两个分量表，可以较好地反映一个人的智力全貌和各个侧面。

二、人格测验及其应用

（一）客观性测验

1. 明尼苏达多相人格调查表（MMPI）。

2. 卡特尔 16 项人格因素问卷（16PF）。

3. 艾森克人格问卷（EPQ）　①E 量表（内-外向量表）：主要测量人格的外显或内隐倾向；②N 量表（神经质量表）：测量情绪稳定性；③P 量表（精神质量表）：测

量潜在的精神特质,或称倔强;④L 量表(掩饰量表):也称“测谎”,为效度量表,测量受试者的掩饰或防御倾向。

（二）投射性测验

1. 罗夏墨迹测验。
2. 主题统觉测验(TAT)等。

【仿真自测】

IQ=[15($X-M$)/S]+100 称为

A. 比率智商 B. 离差智商
C. 百分位智商 D. 中位数智商
E. 人格智商

第六节 临床评定量表

【自测摸底】

男,37 岁。因有明显的幻觉及妄想表现而到医院就诊。经询问病情后,医生欲采用心理测验对其进行评估,以协助诊断。针对该患者,通常可采用的心理测验工具为

A. 艾森克人格问卷(EPQ)
B. 明尼苏达多相人格调查表(MMPI)
C. 焦虑自评量表(SAS)
D. 90 项症状自评量表(SCL-90)
E. 主题统觉测验(TAT)

【名师精讲】

一、适应行为量表

1. 自理能力 如饮食、穿戴及大小便等生活自理

[答案] B

能力。

2. 沟通能力　指自我表达和了解他人的能力。

3. 社会化　与人交往的社会技能。

4. 职业　手工、体力以及其他工作技能。

二、精神症状评定量表

1. 90项症状自评量表(SCL-90)　反映患者有无各种心理症状及其严重程度。

2. 抑郁自评量表(SDS)　直观反映患者抑郁或焦虑的主观感受及严重程度。

3. 焦虑自评量表(SAS)　反映患者有无焦虑症状及其严重程度。

三、应激和应对有关评定量表

1. 生活事件量表。

2. 特质应对方式问卷。

【仿真自测】

男,8岁。上课反应迟钝,一般的学习任务难以完成,家长带其来心理门诊就诊。心理治疗师应该首先考虑使用的心理评估工具是

A. 韦克斯勒儿童智力量表(WISC)

B. 抑郁自评量表(SDS)

C. 卡特尔16项人格因素问卷(16PF)

D. 艾森克人格问卷(EPQ)

E. 焦虑自评量表(SAS)

［答案］A

第六章

心理治疗与心理咨询

第一节 心理治疗概述

【名师精讲】

一、心理治疗的概念

心理治疗也称精神治疗，是以一定的理论体系为指导，以良好的医患关系为桥梁，应用心理学的方法，影响或改变患者的认识、情绪及行为，调整个体与环境之间的关系，从而达到治疗目的的一种方法。

二、心理治疗的性质、区分与适应证

1. 心理治疗的性质　心理治疗要完成对人的思维、行为以至人格的改造与纠正，其治疗过程不同于传统的医学治疗。主要的治疗过程具有以下特点：

（1）自主性：心理治疗的关键是帮助患者自己改变自己。

（2）学习性：心理治疗的过程就是一个学习的过程。

（3）实效性：心理治疗是一项有实效的工作，它是有效的、有益的，而且是人道的。

2. 区分　心理治疗与思想政治工作的相同点都是做人的工作，相互间有包容，但二者又有很大的不同。

3. 心理治疗的适应证　应用于神经症、儿童与成人的行为障碍，包括性心理障碍、应激或挫折后的情绪

反应、重性精神病的恢复期、心身疾病的辅助治疗、学习问题、个性问题以及某些慢性病患者的心理社会功能康复治疗等。

三、心理治疗的分类

按患者意识范围的大小，心理治疗分为觉醒治疗和催眠治疗。

1. 觉醒治疗　是指患者的神志处于清醒状态，根据医生表达的信息，患者能自觉地进行积极的思考，有意识地调整自己的情绪。这是心理治疗最常采用的一类治疗方法。

2. 催眠治疗　是指患者处于意识极度狭窄的状态下，患者可接受医生的暗示性、治疗性言语指导，有助于对已被忘却的心理创伤的回忆。

第二节　心理治疗的理论基础

【自测摸底】

本能冲动和被压抑愿望属于

A. 意识冲突　　B. 潜意识冲突

C. 前意识冲突　　D. 下意识冲突

E. 意识控制

【名师精讲】

一、精神分析学派

（一）关于心理结构

1. 潜意识　又名无意识，是人的心理活动的深层结构，是不能被人所意识到的，包括人类的本能及原始冲动。

2. 前意识　即当前未被注意到，但一经他人提醒或自己集中注意力、努力回忆即可被意识到的心理活动，介于意识与潜意识之间。

3. 意识 是心理结构的表层,是当前被注意到的感知外界各种刺激的心理活动。意识活动遵循"现实原则"来行事,即合乎社会规范和道德标准的观念才能够进入意识层面。

(二)关于人格结构

从精神功能的角度,弗洛伊德将人格结构分为三部分,即本我(原我)、自我和超我。

1. 本我 追求生物本能欲望的满足,是人格结构的基础,是人格中一个永存的成分。本我处于无意识的最深层,是生来即有的。

2. 自我 是意识状态下的自己。

3. 超我 是在后天教育中形成的,具有自我控制与道德监察的功能。超我代表良心或道德力量的人格结构部分,其活动遵循"道德原则"。

(三)关于心理发展

弗洛伊德将心理发展分为五个阶段(表3-4)。

表3-4 心理发展阶段

阶段	概念	特点
婴儿期(口欲期)	婴儿通过口部的吸吮获取营养,满足本能欲望	此期的人格构成主要是本我
幼儿期(肛欲期)	此时的儿童在学习控制自己的排便,并由此接触到一些新的体验,如自主与克制、占有与给出,也包括整洁及条理等体验	此期自我开始逐渐形成
学前期(崇拜性器期)	此期的儿童发现了自己和别人的性标志,并感受到父亲和母亲有一个共同的成人的生活区域。此期会出现"恋父情结"或"恋母情结"	问题的解决使得超我开始形成

续表

阶段	概念	特点
青少年期(潜伏期)	儿童的注意力从自己的身体转移到外界——学习和游戏。儿童的性欲大大降低,进入一个"性的沉寂"时期	有关早期阶段中性方面的记忆仍对他们的人格发展产生影响
成年期(生殖期)	开始对异性、社交活动、婚姻和家庭以及职业感兴趣。在这一阶段中是通过亲吻、爱抚以及性交等活动来满足性冲动,标志着人格的发展趋向成熟	标志着人格的发展趋向成熟

二、行为主义学派

行为主义心理治疗把着眼点放在可被直接观察到的外在行为或可被客观描述的心理状态,充分利用"学习"的原理来改善非功能性或非适应性的心理与行为,强调所有动物和人类的行为实质上都是反射的。

三、人本主义学派

美国心理学家罗杰斯创建了人本主义疗法,被称为现代心理治疗中的"第三种势力"。其以人为本的观点主要有:①实现趋势;②自我概念;③充分体验。

人本主义理论的核心在于:人人都有其独立的价值与尊严,人人都必须自己选择自己的生活方向。

四、认知学派

认知学派是医学心理学心理治疗分派的一种。心理治疗的精神分析学派强调认知过程对情绪、行为及心理治疗的影响。认为情绪和行为障碍,如抑郁症、焦虑症及适应不良等的原因主要来自于异常思维方式、错误的认知。认知治疗就是要求治疗者通过帮助患者找出错误的认知,代之以健康正确的思维方式,以达到改变情绪及行为的目的。

【名师助记】

1. 潜意识理论(冰山理论) 把人的心理活动分为意识、前意识和潜意识三个层次。

2. 人格结构理论 人格由本我、自我和超我三部分构成。本我遵循“快乐原则”,自我活动遵循“现实原则”,超我按“至善原则”行事。

【仿真自测】

精神分析治疗的理论基础特别关注

A. 医师　B. 前意识
C. 潜意识　D. 患者心理状况
E. 患者所处环境

第三节 心理治疗的主要方法及其应用

【自测摸底】

患者仰卧在躺椅上畅所欲言,治疗者在倾听和释问中解释患者的潜意识、情绪或幼年的特殊生活事件的方法称为

A. 梦的分析　B. 自由联想
C. 系统脱敏　D. 厌恶疗法
E. 生物反馈

[答案] C

【名师精讲】

一、精神分析的治疗

（一）自由联想

在进行自由联想时，让患者打消一切顾虑，想到什么就讲什么，医生对谈话内容保密，鼓励患者按原始的想法讲出来，不要怕难为情或怕人感到荒谬、奇怪而有意加以修改。在治疗过程中，也可能发生阻抗、移情或病情反复现象。要鼓励患者坚持，恰当解决阻抗和移情，以达到彻底解决心理症结而痊愈的目的。

（二）梦的分析

弗洛伊德认为“梦乃是做梦者潜意识冲突欲望的象征”；还认为“梦并非无目的、无意义的行为，而实际上是代表潜意识愿望的满足”。

二、行为主义的治疗

1. 系统脱敏法　又称对抗条件疗法、交互抑制法等。实施的程序是：①制定焦虑等级值；②放松训练；③脱敏治疗。

2. 冲击疗法　又名满灌法。它与脱敏法虽都是将患者置于（暴露于）他所惧怕的情境中，但脱敏法是缓和的、逐步消除恐惧的方法。

3. 厌恶疗法　是将令患者厌恶的刺激与对患者有吸引力的不良刺激相结合形成条件反射，以消退不良刺激对患者的吸引力，使症状消退。

4. 放松训练　又称松弛训练，是按照一定的练习程序，学习有意识地控制或调节自身的心理、生理活动，以达到降低机体唤醒水平，调整因紧张刺激而紊乱了的功能。

三、人本主义疗法

1. 以人为中心治疗的特点　①以来访者为中心；

②把心理治疗看成一个转变过程；③非指令性治疗的技巧。

2. 以人为中心治疗的主要技术 ①真诚一致；②无条件积极关注；③同感的了解。

四、认知疗法

认知疗法的基本理论：①认知是情感和行为反应的中介；②认知和情感、行为相互影响，打破恶性循环是治疗的关键；③情绪障碍者存在重大认知曲解。

五、危机干预

危机干预的步骤：①确定问题；②保证求助者安全；③给予支持，主要是倾听而非采取行动；④提出并验证可变通的应对方式；⑤制订计划；⑥得到承诺，采用积极的应对方式。

【名师助记】

1. 心理治疗的主要方法

(1) 精神分析治疗主要方法：自由联想和梦的分析。

(2) 行为主义治疗主要方法：系统脱敏法、冲击疗法、厌恶疗法、标记奖励法、放松训练、生物反馈治疗。

(3) 人本主义疗法的主要方法：无条件积极关注与接纳、共情式理解、建立信任的关系。

2. 心理治疗要点

心理干预改变人，
精神分析点迷津；
行为治疗促矫正，
人本疗法重尊重。

【仿真自测】

1. 女,19 岁,大学一年级新生。从山区来到城市上学,自述不能见马路上的汽车,当汽车经过时,总感觉汽车可能撞上自己,因此十分恐惧,来心理门诊就诊。最好采用的方法是
   A. 自由联想　　B. 厌恶治疗
   C. 生物反馈　　D. 系统脱敏
   E. 梦的分析
2. 下列不属于行为疗法的是
   A. 系统脱敏　　B. 厌恶疗法
   C. 冲击疗法　　D. 自由联想
   E. 前提控制

第四节　心理治疗的原则

【名师精讲】

一、治疗关系的建立原则

①单向性;②系统性;③正式性;④时限性。

二、心理治疗的原则

①真诚原则;②保密原则;③中立原则;④回避原则。

第五节　临床心理咨询

【名师精讲】

一、临床心理咨询的意义

咨询即是商量、征求意见的磋商行为。心理咨询是给来询者以心理上的指导和帮助的过程。

临床心理咨询的意义:①解决心身紧张和应激压

[答案] 1. D　2. E

力的主要手段;②防治心身疾病,促进健康维持的有效方法;③心理卫生知识传播的重要途径。

二、临床心理咨询的手段

①宣泄;②领悟;③强化自我控制;④增强自信心。

【仿真自测】

关于咨询师的倾听,下列叙述不正确的是

A. 要只听不问

B. 要全神贯注

C. 要对来访者的谈话内容持非评判的态度

D. 要留意来访者诉述时表露出的非语言信息

E. 注意倾听态度

[答案] A

第七章

医患关系与医患沟通

第一节　医患关系的心理方面

【自测摸底】

下列做法不体现医患之间契约关系的是

A. 患者挂号看病

B. 医生向患者作出应有的承诺

C. 先收费用,然后给予检查处置

D. 先签写手术协议书然后实施手术

E. 患者被迫送红包时保证不给医生宣扬

【名师精讲】

一、医患关系的概念

1. 医患关系的实质　是医护人员以自己的专业知识和技能帮助患者摆脱病痛、预防疾病、保持健康的过程。

2. 医患关系的特征

(1) 医患关系具有明确的目的性:以医疗活动为中心,以维护患者健康为目的。

(2) 医患关系是建立在医患平等基础上的帮助性的人际关系:双方在人权、人格、价值、情感等方面是平等的,但在医学知识和技能方面是不对称的。

(3) 医患关系是以患者为中心的人际关系:对医患关系的评价主要以对患者的作用和影响为标准。

(4) 医患关系具有明显的时限性:从求医行为发生到疾病治疗结束。有别于其他类型人际关系。

二、医患关系的重要性

1. 良好的医患关系是医学模式转变的要求。

2. 良好的医患关系是医疗活动顺利开展的前提。

3. 良好的医患关系是营造良好医疗心理氛围的关键。

【名师助记】

医患关系的本质特征:医患关系是契约关系,是建立在平等基础上的契约关系。医患关系是信托关系,是以社会主义法制为保障建立起来的信托关系。

【仿真自测】

1. 医患双方都具有独立人格要求医者做到
   A. 不伤害患者　B. 从各方面关心患者
   C. “患者是上帝”　D. 平等待患
   E. 关心患者的心理需求

2. 下列关于医患关系特点的表述错误的是
   A. 医者应保持情感的中立性
   B. 双方目的的一致性
   C. 人格尊严、权利上的平等性
   D. 医学知识和能力的对称性
   E. 医患矛盾存在的必然性

3. 医患关系的本质特征是
   A. 具有互利性质的经济关系
   B. 具有买卖性质的依附关系
   C. 具有协作性质的买卖关系
   D. 具有依附性质的非平等关系
   E. 具有契约性质的信托关系

[答案] 1. D 2. D 3. E

第二节　医患交往的两种形式和两个水平

【名师精讲】

一、医患交往的两种形式

1. 言语形式的交往　即利用语言来传递信息。

2. 非语言形式的交往　包括动作的和躯体的两个方面,即面部表情、身体姿势、眼神与手势等。

二、医患交往的两个水平

医患关系可分为医患间的"技术关系"和"非技术关系"两个水平。

1. 医患之间的技术关系　是指在诊疗技术实施过程中医务人员与患者的相互关系。如医务人员运用自己的医学专业知识和技能在病史采集、体格检查、实验室检查、临床诊断和制订治疗方案等过程中与患者建立的相互关系。

2. 医患关系的非技术关系　是指在非技术水平方面(如心理的、情感的、社会的、文化的)的医患沟通。

第三节　医患沟通的理论、技术及其应用

【自测摸底】

医患沟通中的非言语沟通形式不包括

A. 面部表情　　B. 人际距离

C. 引导话题　　D. 身段姿态

E. 目光接触

【名师精讲】

一、建立良好医患关系的基本理论

1. 以新医学模式为指导。

2. 对卫生法律法规的重视。

3. 处理好职业和非职业关系。

4. 处理好移情和反移情。

5. 掌握并恰当应用医患沟通技巧。

二、医患沟通的技术与方法

1. 言语沟通 是信息交流的一个重要方式，主要指以口头言语为主的沟通方式，即交谈或晤谈。交谈是医患之间最主要的沟通方式。

2. 非言语沟通 包括面部表情、肢体表情、目光接触、人际距离、语调表情等。

【仿真自测】

医患沟通方式不包括

A. 言语沟通　　B. 面部表情

C. 肢体表情　　D. 书面通知

E. 目光接触

第四节 医患关系模式的临床应用

【自测摸底】

适用于“主动-被动型”医患关系模式的患者群体一般不包括

A. 昏迷患者

B. 婴幼儿患者

C. 焦虑症患者

D. 痴呆患者

E. 精神分裂症缺乏自知力患者

[答案] D

【名师精讲】

医患关系的基本模式

1. 主动-被动型　这是一种最常见的单向性的、以生物医学模式为指导思想的医患关系，在现代医学实践中仍普遍存在。在这种医患关系中，这种模式过分强调了医生的权威性，忽视了患者的主观能动性。适用于某些特殊患者，如昏迷、全麻、智力严重低下及自知力丧失的精神病患者等。

2. 指导-合作型　这是一种微弱单向、以生物-心理-社会医学模式及疾病治疗为指导思想的医患关系。这一模式是目前最为常见的医患关系模式。适用于急性病患者的治疗过程。

3. 共同参与型　这是一种双向性的、以生物-心理-社会医学模式及健康为指导思想的医患关系。在这种医患关系模式中，患者的主观能动性得到充分的发挥。适用于慢性病的治疗过程。

【仿真自测】

对长期慢性病患者，宜采取的医患关系模式是

A. 主动-被动型　　B. 被动-主动型
C. 指导-合作型　　D. 共同参与型
E. 合作-指导型

［答案］D

第八章

患者的心理问题

第一节　患者角色、求医行为及其应用

【自测摸底】

不把自己当患者仍坚持工作，这是患者角色的

A. 角色行为缺如　　B. 角色行为冲突

C. 角色行为减退　　D. 角色行为强化

E. 间的行为异常

【名师精讲】

患者角色的转化

1. 角色行为适应　表现为比较冷静、客观地面对现实。患者角色适应的结果有利于疾病的康复。

2. 角色行为缺如　否认自己有病，未能进入角色。

3. 角色行为冲突　患者角色与其他角色发生心理冲突。

4. 角色行为强化　安于患者角色的现状，期望继续享有患者角色所获得的利益。角色强化多发生在由患者角色向常态角色转化时。

5. 角色行为减退　因其他角色冲击患者角色，从事了不应承担的活动。

6. 角色行为异常　患者受病痛折磨感到悲观、失望、不良心境导致行为异常。

【仿真自测】

角色行为冲突是指

A. 因某些原因,放弃一些患者角色行为

B. 对自己所患病视而不见

C. 患者适应自己的患者角色,依从性高

D. 患者角色要求与健康时正常的责任有冲突,有挫折感和情绪障碍

E. 在出院前,本应向正常人角色转变时,不愿放弃患者角色

第二节　患者的一般心理问题及干预

【自测摸底】

心理护理的主要目标是

A. 明确患者的人生目标

B. 消除不良的情绪反应

C. 树立良好的道德观念

D. 提高患者的智力水平

E. 改善患者的躯体症状

【名师精讲】

一、患者的心理需要

1. 患病期间的生存需要。

2. 患病期间的安全需要。

［答案］D

3. 患病期间接纳及社会联系和交往的需要。
4. 患病期间尊重的需要。
5. 患病期间自我实现的需要。

二、患者的认知活动特征

患者认知活动的异常改变包括感知觉异常、注意异常、记忆异常、定向力异常和思维活动异常等，比较常见的为感知觉异常、记忆和思维能力受损。

三、患者的意志行为特征

1. 以自我为中心。
2. 兴趣变得狭窄。
3. 情感的依赖性增强。
4. 全神贯注于自己的身体功能。

【仿真自测】

患者求医过程中，引起愤怒反应最常见的因素是

A. 医院环境不好
B. 医疗负担过重
C. 疾病无法治愈
D. 患者期望过高，无法实现目标
E. 医患之间产生冲突

第三节　不同年龄阶段患者的心理活动特征

【自测摸底】

青年患者的心理活动特征是

A. 记忆力减退明显　　B. 情绪不稳定
C. 不善于表达病情　　D. 容易哭
E. 分离焦虑

［答案］E

【名师精讲】

一、儿童患者的心理

新生儿患者易发生惊骇、哭叫和痉挛；幼儿期患者入院后易产生恐惧与对立情绪；学龄前期儿童患者有依恋家庭情绪，情感较为复杂，个性也在形成；学龄期儿童初入院时有惧怕心理，表现为孤僻、胆怯、悲伤、焦虑等。

儿童在患病期间，对父母更加依赖，更渴望父母的呵护，对门诊或住院治疗造成的与父母短时或相对较长时间的分离，容易发生极大的情绪反应，形成“分离性焦虑”。

二、青少年患者的心理

主观感觉会变得异常敏锐，情绪是强烈而不稳定的。

三、中年患者的心理

需要住院时迫切要求早检查、早治疗、早出院，念念不忘工作和家庭职责。

四、老年患者的心理

对病情的估计多较悲观，心理上的突出表现为无价值感和孤独感。

【仿真自测】

女，57 岁。近来出现烦恼、易怒、焦虑、压抑等情绪变化，因此应让其注意

A. 合理用脑
B. 重新建立人际关系
C. 发挥余热
D. 正视现实
E. 正确认识自身的心理变化，保持精神愉快

［答案］E

第四节 特殊患者的心理问题

【自测摸底】

慢性期患者情绪活动特点不包括

A. 消极情绪

B. 易激惹、情感脆弱

C. 紧张不安

D. 否认

E. 积极、阳光

【名师精讲】

慢性期患者的心理特征

1. 主观感觉异常。

2. 情绪反应

（1）否认是慢性病的一种常见反应。

（2）焦虑也是很常见的反应，这是一种内在的紧张、担忧和不安。患者在等待检查结果、得知诊断、等待创伤性治疗、预知或正在经历治疗的副作用时，焦虑程度会特别高。

（3）抑郁也是常见反应，会在慢性病的整个病程中间歇地或持续地出现。

3. 患者角色强化。

4. 药物依赖和拒药心理。

第二部分　医学伦理学

【考情分析】

临床诊疗伦理

医学伦理的原则与规范

医务人员医学伦理素质的养成与行为规范

医疗人际关系伦理

公共卫生伦理

伦理学与医学伦理学

第一章

伦理学与医学伦理学

【自测摸底】

下列关于医学伦理学的说法错误的是

A. 医学伦理学是研究医学实践中的道德问题的科学

B. 医学伦理学既是医学的组成部分，又是规范伦理学的分支

C. 医学伦理学是医学和伦理学交叉而形成的科学

D. 医学伦理学是临床医学分支

E. 医学伦理学是关于医学道德的理论体系

【名师精讲】

一、伦理学

（一）道德的性质

道德现象是由经济基础决定的，同属于上层建筑，这是道德现象的一般本质。

道德现象的特殊本质则是其特殊的规范性和实践精神。

（二）道德的特征

1. 阶级性与全民性的统一。

2. 变动性与稳定性的统一。

3. 自律性与他律性的统一。

4. 现实性与理想性的统一。

5. 协调性与进取性的统一。

（三）道德的作用

道德现象的作用主要通过道德所具有的调节、教育和认识功能等实现。

二、医学伦理学

（一）医学伦理学的研究对象

医学伦理学以医学科学发展和医疗卫生实践中的道德现象为研究对象。道德现象包括道德意识现象、道德实践现象、道德规范现象等。其中道德意识现象包括医学伦理的理论、观点、认识、观念、良心、舆论等。

（二）医学伦理学的研究内容

医学伦理学的研究内容包括医学伦理理论、医学伦理关系、医学伦理规范、医学伦理实践和医学伦理难题。

（三）医学伦理学的基本观点

1. 健康观　健康观是人们对人的健康的根本观点和态度。1990 年，WHO 提出的健康观包括四层含义：①身体上，即生理上健康；②精神上，即心理上健康；③对社会环境能很好地适应；④道德上，即不能损害他人的利益来满足自己的需要，能够按照社会认可的道德来约束自己及支配自己的思维和行动，具有辨别善恶、荣辱的是非观念和能力。

2. 生命观　人的生命是人之所以为人的基础，是人的存在方式和固有属性，健康的生命是每一个人的期望和追求。生命观是人们对人的生命的根本看法和基本态度，是应该如何善待人的生命的医学伦理学理论。

3. 死亡观　死亡观是人们对人的死亡的根本观点和态度。死亡是人的生命活动的终结，人可因生理衰老而自然死亡,或因机械的、化学的或其他因素引起意外死亡,但大多数是因各种疾病而致的病理性死亡。

【名师助记】

1. 医学伦理学的研究对象是医学道德关系。

2. 医学伦理学属于规范伦理学。

3. 规定医院和医务人员在战争中对伤病员中立地位的医德文献是《日内瓦宣言》。

4. 西方国家最古老的医学道德文献是《希波克拉底誓言》。

5. 唐代孙思邈的著作《备急千金要方》提出:"人命至重,有贵千金,一方济之,德逾于此。"

6. 中国医学生誓言

健康所系,性命相托。

当我步入神圣医学学府的时刻,谨庄严宣誓:

我志愿献身医学,热爱祖国,忠于人民,恪守医德,尊师守纪,刻苦钻研,孜孜不倦,精益求精,全面发展。

我决心竭尽全力,除人类之病痛,助健康之完美,维护医术的圣洁和荣誉,救死扶伤,不辞艰辛,执着追求,为祖国的医药卫生事业的发展和人类的身心健康奋斗终生。

【仿真自测】

1.《希克波拉底誓言》的内容不包括

A. 为病家保密　　B. 强调医生的品德修养

C. 尊重同道　　D. 要有好的仪表和作用

E. 为病家谋利益

［答案］1. D

2. 在下列医学伦理学任务的说法中,错误的是
A. 为医学的发展导向
B. 反映社会对医学的需求
C. 为符合医学道德的行为辩护
D. 制定与预防、诊断、治疗相对应的伦理准则
E. 在医患关系中,只是竭力维护患者的权益

[答案] 2. E

第二章

医学伦理的原则与规范

第一节　医学伦理的指导原则

【名师精讲】

医学伦理学的指导原则包括三个方面的内容：①防病治病，救死扶伤；②实行社会主义人道主义；③全心全意为人民身心健康服务。

以上三个方面相互支撑、相互作用，共同传承和完善我国“医乃仁术”的传统美德，是社会主义核心价值观在医疗卫生领域的具体体现。其中，“防病治病”是手段，“救死扶伤”是宗旨，“实行社会主义人道主义”和“全心全意”是理念，“为人民身心健康服务”是目标。

第二节　医学伦理的基本原则

【自测摸底】

在下列选项中，不属于医学伦理学基本原则的是

A. 不伤害原则　　B. 人道原则

C. 有利原则　　D. 尊重原则

E. 公正原则

【名师精讲】

医学伦理的基本原则是指在医学实践活动中调节

医务人员人际关系以及医务人员、医疗卫生保健机构与社会关系的基本出发点，也是衡量医务人员职业道德水平的基本尺度。

1. 尊重原则 在医护实践中，尊重原则是指对患者的人格尊严及其自主性的尊重。

2. 不伤害原则 不伤害原则并不是要求医务人员绝对不能给患者带来任何伤害，而是强调医务人员不应当有故意伤害患者的行为，其注重的是医务人员行为的动机，必须是出于善意的。

3. 有利原则 又称有益原则。狭义的有利原则是指医务人员履行对患者有利的德行，即医务人员的诊治、护理行为对患者确有助益，能够减轻患者痛苦，促进其身心康复。

4. 公正原则 是指以形式公正与内容公正的有机统一为依据，分配和实现医疗与健康利益的伦理原则。

【名师助记】

医学伦理的四大原则是本节出题点，其中以“不伤害原则、有利原则”考查最多。

第三节 医学伦理的基本规范

【自测摸底】

关于医德规范，下列说法错误的是

A. 调节医务人员人际关系的出发点和根本准则

B. 医务人员行为的具体医德标准

C. 社会对医务人员行为的基本要求

D. 医德原则的具体体现和补充

E. 把医德理想变成医德实践的中间环节

【名师精讲】

医学伦理基本规范的内容

1. 以人为本,践行宗旨

(1)“为人民健康服务”是医疗机构从业人员的执业价值目标。

(2)“救死扶伤,防病治病”是医疗机构从业人员的执业道德手段。

(3)“以人为本、人道行医、以患者为中心、全心全意”是根本性的执业道德要求。

(4)“大医精诚”是医疗机构从业人员理想的人格形象。

2. 遵纪守法,依法执业。

3. 尊重患者,关爱生命。

4. 优质服务,医患和谐。

5. 廉洁自律,恪守医德。

6. 严谨求实,精益求精。

7. 爱岗敬业,团结协作。

8. 乐于奉献,热心公益。

【名师助记】

医德规范作为较成熟的职业道德准则,一般以强调医务人员的义务为内容。

医师行使道德权利的特点:自主性、权威性和特殊性。

第三章

医疗人际关系伦理

第一节　医患关系伦理

【自测摸底】

医患关系的本质特征是

A. 具有互利性质的经济关系

B. 具有买卖性质的依附关系

C. 具有协作性质的买卖关系

D. 具有依附性质的非平等关系

E. 具有契约性质的信托关系

【名师精讲】

一、医患关系伦理的特点

1. 明确的目的性和目的的高度一致性。

2. 利益的相关性和社会价值实现的统一性。

3. 人格权利的平等性和医学知识上的不对称性。

4. 医患冲突或纠纷的不可避免性。

二、医患关系的属性

法律上——契约关系。

伦理上——信托关系。

三、医患关系的伦理模式

1. 含义　基于医患关系的技术关系和非技术关

系而概括总结出来的医患之间相互影响和相互作用的基本样式。

2. 模式 三大模式。

（1）主动-被动模式（婴儿期）：昏迷休克等难以表达主观意愿的患者。

（2）指导-合作模式（少年期）：有一定的主动性，大部分患者。

（3）共同参与模式（成年期）：有一定医学知识背景，慢性病患者。

四、构建和谐医患关系的伦理要求

1. 医患双方应密切地沟通与交流。
2. 医患双方应自觉维护对方的权利。
3. 医患双方应自觉履行各自的义务。
4. 医患双方应正确认识和处理权利与义务的关系。
5. 医患双方应加强道德自律并遵守共同的行为道德规范。

【名师助记】

医患关系道德要点：

契约信托关系平，指导合作参与型。

知情同意认知权，遵医合作义务担。

【仿真自测】

以下不属于医师在执业活动中应当履行的义务的是

A. 宣传普及卫生保健知识

B. 尊重患者隐私权

C. 人格尊严、人身安全不受侵犯

D. 努力钻研业务，及时更新知识

E. 爱岗敬业，努力工作

[答案] C

第二节　医务人员之间关系伦理

【自测摸底】

在医务人员之间关系的特点中，“比、学、赶、超”体现的是

A. 协作性
B. 平等性
C. 互助性
D. 竞争性
E. 同一性

【名师精讲】

一、医务人员之间关系的含义和特点

医务人员之间关系具有其自身的特殊性：①协作性；②平等性；③同一性；④竞争性。

二、协调医务人员之间关系的伦理要求

1. 共同维护患者的利益和社会公益。
2. 彼此平等，互相尊重。
3. 彼此独立，互相支持。
4. 彼此信任，互相协作。
5. 互相学习，共同提高。

第四章

临床诊疗伦理

第一节　临床诊疗的伦理原则

【自测摸底】

在通常状况下，手术治疗前最重要的伦理原则是

A. 检查周全

B. 知情同意

C. 减轻患者的疑惑

D. 安慰家属

E. 决定手术方式

【名师精讲】

一、患者至上原则

患者至上原则是指医务人员在诊疗过程中应始终以患者为中心，把患者的利益放在首位。

二、最优化原则

最优化原则是指在选择诊疗方案时以最小的代价获得最大效果的决策。

三、知情同意原则

知情同意原则是指医务人员在选择和确定疾病的诊疗方案时要取得患者知情和自由选择与决定，对于一些特殊检查、特殊治疗和手术，还要以患者或患者家

属（无家属者由监护人）签字为据。

四、保密守信原则

保守秘密原则是指医务人员在对患者疾病诊疗的过程中及以后要保守患者的秘密和隐私，并遵守诚信的伦理原则。

第二节　临床诊断的伦理要求

【自测摸底】

询问病史的道德要求是

A. 全神贯注

B. 精确操作

C. 合理配伍

D. 镇静从容

E. 争分夺秒

【名师精讲】

一、询问病史的伦理要求

1. 举止端庄，态度热情。
2. 全神贯注，语言得当。
3. 耐心倾听，正确引导。

二、体格检查的伦理要求

1. 全面系统，认真细致。
2. 关心体贴，减少痛苦。
3. 尊重患者，心正无私。

三、辅助检查的伦理要求

1. 目的明确，诊治需要。
2. 知情同意，尽职尽责。
3. 综合分析，切忌片面。
4. 密切联系，加强协作。

第三节 临床治疗的伦理要求

【自测摸底】

药物治疗对医生的道德要求是

A. 全神贯注

B. 精确操作

C. 合理配伍

D. 镇静从容

E. 争分夺秒

【名师精讲】

药物治疗的伦理要求

（一）医生应遵循的伦理要求

1. 对症下药，剂量安全。
2. 合理配伍，细致观察。
3. 节约费用，公正分配。

（二）药学技术人员应遵循的伦理要求

1. 审方认真，调配迅速，坚持查对。
2. 操作正规，称量准确，质量达标。
3. 忠于职守，严格管理，廉洁奉公。

【仿真自测】

当患者要求住院医师开具精神药品时，该医师应当遵循的伦理要求是

A. 严守法规　　B. 公正分配

C. 加强协作　　D. 合理配伍

E. 对症下药

［答案］A

第四节　临床急救的伦理要求

【自测摸底】

急救工作对医生的道德要求是

A. 全神贯注　　B. 精确操作

C. 合理配伍　　D. 镇静从容

E. 争分夺秒

【名师精讲】

一、临床急救工作的特点

临床急救工作的特点与所面临的患者的特殊性相关联,表现在:

1. 平时有应急准备,人员坚守岗位。
2. 工作量大、难度高和责任重。
3. 既尊重患方的自主性,又以新的生命观为指导。

二、临床急救的伦理要求

1. 争分夺秒地抢救,力争使患者转危为安。
2. 勇担风险,团结协作。
3. 满腔热情,重视心理治疗。
4. 全面考虑,维护社会公益。

第五节　临床治疗的伦理决策

【名师精讲】

一、临床治疗的伦理难题

1. 放弃治疗的伦理难题　①放弃治疗权问题;②条件规制问题;③利益取舍问题;④权利义务冲突问题。

2. 保护性医疗中的伦理难题　保护性医疗是针对特定患者,为避免对其产生不利后果而不告知或不全部告知其病情、治疗风险、疾病预后等真实信息的保护性医疗措施。目前尚缺乏评估不同心理素质者所能承受心理压力的客观标准，也没有明确的规范性文件，这给医务人员判定应否对患者告知、告知哪些信息等带来困难。

二、临床治疗的伦理决策

临床治疗伦理决策的原则：①根本权益优先准则；②多元价值优选准则；③变通性操作准则；④规范与智慧并重准则。

第五章

临终关怀与死亡伦理

第一节　临终关怀伦理

【自测摸底】

临终关怀的伦理意义表现在

A. 有利于建立和谐社会

B. 体现生命神圣、质量和价值的统一

C. 理解临终患者的需求

D. 维护临终患者的生命尊严

E. 同情和关心临终患者的家属

【名师精讲】

一、临终关怀的伦理意义

1. 临终关怀体现了医学人道精神。

2. 临终关怀体现了人的生命神圣、质量和价值的统一。

3. 临终关怀彰显了人类的文明和进步。

二、临终关怀的伦理要求

1. 认识和理解临终患者。

2. 尊重和维护临终患者的权益。

3. 满足临终患者的生活需求。

4. 同情和关心临终患者的家属。

【仿真自测】

下列关于临终关怀意义的描述不正确的是

A. 可以使晚期癌症患者免于遭受折磨

B. 体现了人类文明的进步

C. 有利于安乐死立法

D. 是一种特殊的道德

E. 体现了生命的神圣、质量

第二节 安乐死伦理

【自测摸底】

世界上第一个安乐死合法化的国家是

A. 澳大利亚　　B. 挪威

C. 比利时　　D. 新西兰

E. 荷兰

【名师精讲】

一、安乐死的含义

安乐死是指医务人员应濒死患者及其家属的自愿请求，依据法律规定，为消除患者的痛苦或缩短痛苦的时间，采用医学的方法，通过作为或不作为，使其安宁地度过死亡阶段而终结生命。

二、安乐死的伦理争议

1. 赞成安乐死的观点　安乐死体现了对人的尊重，尊重人的自主权利，尊重生命的价值和尊严，符合人道主义原则；安乐死有利于节约医药资源，有利于家属和社会；安乐死有利于促进社会文明的进步。

［答案］C

2. 反对安乐死的观点 安乐死有悖医学救死扶伤的宗旨,会淡化医生挽救生命的责任感;安乐死不利于医学的发展;安乐死将对社会道德产生不良影响;无法确认人的真正意愿,对临终患者和弱势群体造成生命压力。

3. 有限度地赞成安乐死的观点 要在严格的条件限制下接受安乐死,而主要是消极安乐死。

【名师助记】

人体死亡的医学道德要点:

传统死亡心肺止,现代死亡脑功失。

主动安乐用药物,被动安乐药撤除。

【仿真自测】

实施主动安乐死的首要社会条件是

A. 家属的主动要求　　B. 安乐死的合法化
C. 患者的主动要求　　D. 能够减轻患者的痛苦
E. 维护患者的尊严

第三节 死亡伦理

【自测摸底】

实施脑死亡标准的直接伦理目的是

A. 减轻家属的身心痛苦
B. 促进人体器官移植
C. 维护死者的尊严
D. 节约卫生资源
E. 尊重患者死亡的权利

[答案] B

【名师精讲】

一、脑死亡标准

所谓脑死亡,是指原发于脑组织的严重损伤或脑的原发性疾病,致使脑的全部功能丧失而导致的人的死亡,其显著特征是“不可逆的昏迷”。根据这个死亡定义,即使心搏、呼吸还能人工维持,但只要脑功能已经发生不可逆损坏,就可以宣布这个人已经死亡。

著名的哈佛脑死亡标准:①对外部的刺激和内部的需要无接受性、无反应性;②自主的肌肉运动和自主呼吸消失;③诱导反射消失;④脑电波平直或等电位。

同时规定,凡符合以上 4 条标准,持续 24 小时测定,每次不少于 10 分钟,反复检查多次结果一致者,就可宣告死亡。但体温过低(<32. 2℃)或刚服用过大剂量巴比妥类等中枢神经系统抑制药物的病例除外。

二、脑死亡标准的伦理意义

1. 有利于科学准确判定人的死亡。
2. 有利于维护死者的尊严。
3. 有利于节约卫生资源和减轻家属的负担。
4. 有利于器官移植技术的开展。

第六章

公共卫生伦理与健康伦理

第一节　公共卫生伦理的含义

【自测摸底】

公共卫生伦理的研究对象是

A. 个人　　B. 患者

C. 儿童　　D. 老年人

E. 人群

【名师精讲】

公共卫生伦理的理论基础

（一）功利主义

功利主义源于目的论伦理学，通过检验决策对社会中个人福利的总体效果来评估其优劣，即这种理论认为社会应该通过结果来判断一种政策或制度的好坏，这种观点是当前世界上诸多卫生改革努力的动力源泉。

（二）自由主义

针对公共卫生保健领域中功利主义观点应用可能带来的为多数人利益而牺牲少数人健康福利的问题，一些反对者认为每个人的生命都具有同等的价值，每个生命都值得尊重而不能以任何理由侵犯。此观点即为自由主义，持此观点者即被称为自由主义者。

（三）社群主义

评估公共政策好坏的关键在于它是否有助于创造适合于个人生活于其中的社会形式。这种观点认为社会有责任改善其成员的生存状况，以便共享兼具美德和良好行为的社区的理念。

第二节 公共卫生伦理原则

【自测摸底】

以下属于公共卫生工作特有的伦理原则的是

A. 生命价值原则　　B. 尊重自主原则

C. 最优化原则　　D. 隐私保密原则

E. 公众参与原则

【名师精讲】

1. 全社会参与原则　公共卫生是全民的医学，其以关注人群健康为宗旨，为达到预防疾病、促进健康和提高生活质量的目的，依靠政府、社会、团体和公众的广泛参与才能实现。

2. 社会公益原则　在处理社会与个人利益关系时，要将社会公共利益优先考虑，并兼顾个人权利和健康福利，坚持个人利益服从社会利益、局部利益服从全局利益、眼前利益服从长远利益。

3. 社会公正原则　公共卫生应提倡和努力赋予每个社会成员基本的健康资源和必要的健康条件，尊重社会中每个人的基本权利，促进社会人群的健康。

4. 互助协同原则　公共卫生工作需要不同领域中的人员间互助协作。

5. 信息公开原则。

【名师助记】

1. 卫生资源配置原则包括公益化原则、公正原则、合理化原则、效益最大化原则。

2. 公共卫生工作特有的伦理原则之一是全社会（公众）参与原则。

【仿真自测】

卫生资源配置中，不符合配置原则的是

A. 效率最大化原则　　B. 公益化原则

C. 公正原则　　D. 合理化原则

E. 效益最大化原则

第三节　公共卫生工作伦理要求

【自测摸底】

对疑似甲类传染病患者予以隔离体现的公共卫生伦理原则是

A. 社会公益原则　　B. 互助协同原则

C. 信息公开原则　　D. 社会公正原则

E. 全社会参与原则

【名师精讲】

一、疾病防控的伦理要求

1. 传染病防控的伦理要求　积极开展传染病防控，对广大群众的健康负责；认真做好传染病的监测和报告，履行其道德和法律责任；尊重科学，具有奉献精神；尊重传染病患者的人格和权利。

2. 慢性非传染性疾病防控的伦理要求　积极开展健康教育，促进人们健康行为、生活方式的转变；加强慢性非传染性疾病的监测、筛查和普查工作，履行早发现、早诊断和早治疗的道德责任。

［答案］A

二、职业性损害防控的伦理要求

1. 依法开展卫生监督和管理，从源头控制职业性损害，对劳动者的安全和健康负责。

2. 积极开展职业健康教育、卫生监测和健康监护。

3. 职业病诊断应客观公正，既要保障劳动者的健康权益，也需维护企业和国家的利益。

三、健康教育和健康促进的伦理要求

1. 履行法律义务，充分利用一切机会和场合积极主动地开展健康教育。

2. 积极参与有利于健康促进的公共政策的制定、支持性环境的创建和卫生保健体系的建立。

3. 深入农村、社区，将健康教育与健康促进工作渗透在初级卫生保健工作中。

4. 不断自我完善，以科学态度和群众喜闻乐见的形式开展健康教育和健康促进活动。

四、应对突发公共卫生事件的伦理要求

1. 恪守职责和加强协作，发扬敬畏生命的人道主义精神。

2. 树立崇高的职业责任感和科学态度。

3. 勇于克服困难，具有献身精神。

第四节 健 康 伦 理

【自测摸底】

下列关于健康伦理的说法错误的是

A. 以公民权利和健康实现为重心

B. 为公共健康提供伦理价值观指导

C. 为解决公共健康领域的利益冲突提供伦理途径

D. 为公共健康从业人员确立伦理规范

E. 解决医疗问题

【名师精讲】

健康伦理是以公民权利和健康实现为重心，以为公共健康提供伦理价值观指导、为公共健康制度和政策提供伦理依据、为解决公共健康领域的利益冲突提供伦理途径、为公共健康从业人员确立伦理规范、对公民进行公共健康领域的道德教育为使命，并且为公共健康体制、公共健康政策和立法奠定基础。

第七章

医务人员医学伦理素质的养成

第一节　医学道德教育

【名师精讲】

一、医学道德教育的特点

1. 专业性与综合性　医学道德是适应医学职业特殊要求的产物。

2. 同时性与层次性　医学道德教育应对不同层次的受教育者采取不同的教育措施，分层次进行医学道德教育。

3. 长期性与渐进性　医学道德教育要长期、反复不间断、循序渐进地开展。

4. 理论性与实践性。

二、医学道德教育的方法

1. 案例讨论，以理导人的方法。

2. 积极疏导，以情动人的方法。

3. 典型引导，以形感人的方法。

4. 舆论扬抑，以境育人的方法。

第二节 医学道德修养

【自测摸底】

医德品质的主要内容是指

A. 国务院卫生健康主管部门提出的要求

B. 医院院长提出的要求

C. 患者提出的要求

D. 新闻媒体提出的要求

E. 医德原则、规范提出的要求

【名师精讲】

一、医学道德修养的目标和境界

1. 医德品质 是指医德原则、规范在医务人员日常医疗实践中思想及行为等方面的具体体现。医德品质由医德认识、医德情感和医德意志构成。

2. 医学道德境界

(1) 最高境界——大公无私的医德境界。

(2) 较高境界——先公后私的医德境界。

(3) 较低境界——先私后公的医德境界。

(4) 最低境界——自私自利的医德境界。

二、医学道德修养的途径和方法

1. 医学道德修养的根本途径 坚持实践。

2. 医学道德修养的方法 ①自我反省;②见贤思齐;③坚持慎独。

第三节 医学道德评价

【自测摸底】

下列选项不属于医德评价意义的是

A. 医务人员自我心理需求的手段

B. 医务人员行为的监视器和调节器

C. 维护医德原则的重要保障

D. 维护医德规范的重要保障

E. 使医德原则、规范转化为医德行为的中介和桥梁

【名师精讲】

一、医学道德评价的含义和意义

（一）医学道德评价的含义

医学道德评价是人们对医务人员的医学伦理品行的道德价值的判断。这种判断包括对医学伦理品行的“认知评价”“情感评价”“意志评价”，三者分别是对医学伦理品行的价值认识、心理体验和意志反应。

1. 医学道德评价的主体 医学道德评价者包括广泛的社会成员和社会组织。

2. 医学道德评价的客体 医学道德评价的对象包括医学伦理行为和医德品质。

3. 医学道德评价的结果 包括“质”和“量”，前者是对医学伦理品行的“善恶”性质判断，后者是对其“善恶规模和程度”的判断。

（二）医学道德评价的意义

1. 培养医务人员医学道德品质和调整其医学伦理行为的重要手段。

2. 医学道德他律转化为医学道德自律的形式。

3. 可以创造良好的医学道德氛围，调节医学职业

的道德生活。

4. 可以促进精神文明和医学科学的健康发展。

二、医学道德评价的标准

医学道德评价标准是判断医学道德行为善恶以及行为者品德优劣的价值尺度，是一定社会和医学背景下的医学道德要求，即医学道德规范体系（包含医德基本原则、具体原则或特殊原则以及医学道德规范等）的要求。

三、医学道德评价的依据

任何一个可以进行道德或伦理评价的医务人员所进行的行为活动，从结构上来说，都包括四个部分，即行为的动机、目的、手段和效果。

四、医学道德评价的方式

社会舆论、传统习俗和内心信念是三种医学道德评价方式。其中，社会舆论是现实的力量，具有广泛性；传统习俗是历史的力量，具有持久性；内心信念是自我的力量，具有深刻性。

【仿真自测】

通过内心信念来实现的医德是

A. 自我评价　　B. 社会评价

C. 医院制度　　D. 国家规范

E. 科室评比

［答案］A

第三部分　卫 生 法 规

【考情分析】

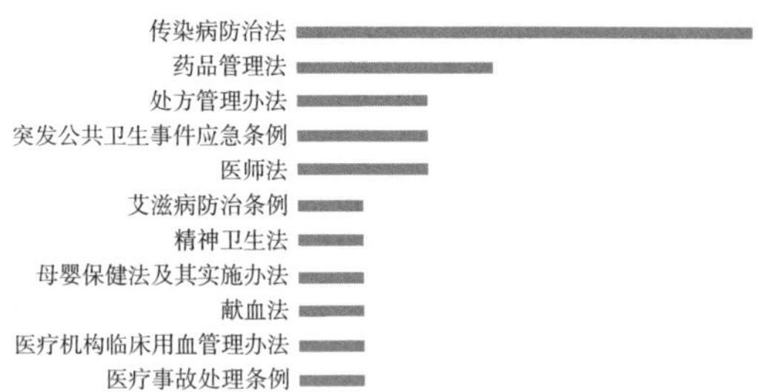

第 一 章

卫生法基础知识

第一节　卫生法的概念、分类和作用

【自测摸底】

下列关于卫生法的叙述错误的是

A. 卫生法是正常人体生命活动规律的科学

B. 卫生法是调整卫生关系的法律规范的总称

C. 我国没有形式意义上的卫生法

D. 我国有实质意义上的卫生法

E. 卫生法可以分为形式意义上的卫生法和实质意义上的卫生法

【名师精讲】

一、卫生法的概念

卫生法是指调整卫生关系的法律规范的总称。

卫生法可以分为形式意义上的卫生法和实质意义上的卫生法。我国虽然还没有形式意义上的卫生法，但已经有实质意义上的卫生法。

二、卫生法的作用

1. 维护社会卫生秩序。

2. 保障公共卫生利益。

3. 规范卫生行政行为。

第二节 卫生法的形式、效力和解释

【名师精讲】

一、卫生法的形式

1. 宪法中的卫生方面的规范 宪法是国家的根本法,具有最高的法律效力,是卫生法的立法依据。

2. 卫生法律。

3. 卫生行政法规。

4. 地方性法规、自治法规中的卫生方面的规范。

5. 卫生行政规章。

6. 卫生标准。

7. 有关卫生方面的法律解释。

8. 卫生方面的国际条约。

二、卫生法的效力

卫生法的效力就是卫生法的生效范围。

1. 卫生法对人的效力 任何单位和个人在中华人民共和国领域内从事卫生活动的,一律适用我国卫生法,除非卫生法另有规定。

2. 卫生法的空间效力 一是在全国范围内有效;二是在一定区域内有效。

3. 卫生法的时间效力 卫生法生效主要有两种形式:一是从公布之日起开始生效;二是公布后经过一段时间生效。

卫生法终止生效的时间指卫生法的废止时间。主要有三种形式:一是新法公布时,新法明文宣布旧法作废;二是新法公布时,新法没有明文宣布旧法作废,但随着新法的施行,旧法自然失效;三是发布决议或者命令予以废止。

【名师助记】

卫生法的效力范围:

1. 卫生法的时间效力 是指卫生法何时生效、何时失效，以及对卫生法生效前所发生的行为和事件是否具有溯及力的问题。

2. 卫生法的空间效力　是指卫生法生效的地域范围。其主要是由立法机关所管辖的行政区域范围所决定的，具体包括在全国范围内有效、在一定区域内有效等。

3. 卫生法对人的效力　又称对象效力，是指法律对谁有效力，适用于哪些人，可分为普遍适用、特别对象适用、特别对象不适用。

【仿真自测】

下述规范性文件中属于卫生行政法规的是

A.《中华人民共和国药品管理法》

B.《中华人民共和国执业医师法》

C.《中华人民共和国传染病防治法》

D.《中华人民共和国红十字会法》

E.《医疗机构管理条例》

第三节　卫生法的守法、执法和司法

【名师精讲】

一、卫生法的守法

卫生法的守法，是指与卫生有关的单位和个人依照卫生法的规定，行使权利和履行义务的活动。卫生法的守法主体是广泛的，其中主要包括卫生健康主管部门、医疗卫生机构、卫生技术人员以及从事与卫生相关产品生产经营的单位和个人等。

卫生法的守法内容包括履行义务和行使权利。

［答案］E

二、卫生法的执法

卫生法的执法，是指县级以上人民政府卫生健康主管部门及其卫生监督机构依照法定职权和程序贯彻实施卫生法的活动。

卫生法的执法范围包括行政许可、行政强制、行政处罚、行政复议等。

三、卫生法的司法

卫生法的司法，是指国家司法机关依据法定职权和法定程序，具体应用卫生法等处理卫生方面案件的活动。

司法种类分为民事司法、行政司法和刑事司法。

【名师助记】

卫生法律责任的种类：

1. 卫生行政责任 如行政处罚、行政处分等。
2. 卫生民事责任 如返还财产、赔偿损失等。
3. 卫生刑事责任 如拘役、死刑等。

第二章

基本医疗卫生与健康促进法

【自测摸底】

关于《中华人民共和国基本医疗卫生与健康促进法》,下列说法错误的是

A. 这部法具有基础性、综合性的立法地位

B. 这部法并没有明确提出公民享有健康权

C. 这部法提出了“公民是自己健康第一责任人”的观念

D. 这部法坚持了健康权的实质平等保护

E. 保障公民享有基本医疗卫生服务

【名师精讲】

1. 为了发展医疗卫生与健康事业,保障公民享有基本医疗卫生服务,提高公民健康水平,推进健康中国建设,根据宪法,制定本法。

2. 医疗卫生与健康事业应当坚持以人民为中心,为人民健康服务。

3. 医疗卫生事业应当坚持公益性原则。

4. 国务院卫生健康主管部门负责统筹协调全国医疗卫生与健康促进工作。国务院其他有关部门在各

自职责范围内负责有关的医疗卫生与健康促进工作。

县级以上地方人民政府卫生健康主管部门负责统筹协调本行政区域医疗卫生与健康促进工作。县级以上地方人民政府其他有关部门在各自职责范围内负责有关的医疗卫生与健康促进工作。

5. 国家采取措施，保障公民享有安全有效的基本公共卫生服务，控制影响健康的危险因素，提高疾病的预防控制水平。

6. 国家基本公共卫生服务项目由国务院卫生健康主管部门会同国务院财政部门、中医药主管部门等共同确定。

【仿真自测】

关于“促健康”，下列不是政府职责的是

A. 加强健康教育工作及其专业人才培养

B. 建立健康知识和技能核心信息发布制度

C. 努力扩大医院规模，提升医院等级，增加床位数，使患者得到及时救治

D. 普及健康科学知识

E. 向公众提供科学、准确的健康信息

［答案］C

第三章

传染病防治法

【自测摸底】

《中华人民共和国传染病防治法》规定，各级各类医疗保健机构在传染病防治方面的职责是

A. 对传染病防治工作实施统一监督管理

B. 按照专业分工承担责任范围内的传染病监测管理工作

C. 承担责任范围内的传染病防治管理任务

D. 领导所辖区域传染病防治工作

E. 限制人群聚集

【名师精讲】

一、概述

（一）传染病防治的方针和原则

1. 方针　预防为主。

2. 原则　预防为主，防治结合，分类管理，依靠科学，依靠群众。

（二）传染病的分类

《中华人民共和国传染病防治法》（以下简称《传染病防治法》）于2004年12月1日起施行。2013年，第十二届全国人大常委会第三次会议对其进行了修正。《传染病防治法》将法定管理的传染病分为甲、

乙、丙三类，并规定国务院卫生行政部门根据传染病暴发、流行情况和危害程度，可以决定增加、减少或者调整乙类、丙类传染病病种并予以公布。

目前，我国共有 40 种法定管理的传染病，其中甲类 2 种、乙类 27 种、丙类 11 种。

1. 甲类传染病　是指鼠疫、霍乱。

2. 乙类传染病　是指严重急性呼吸综合征(SARS)、艾滋病、病毒性肝炎、脊髓灰质炎、人感染高致病性禽流感、麻疹、流行性出血热、狂犬病、流行性乙型脑炎、登革热、炭疽、细菌性和阿米巴性痢疾、肺结核、伤寒和副伤寒、流行性脑脊髓膜炎、百日咳、白喉、新生儿破伤风、猩红热、布鲁氏菌病、淋病、梅毒、钩端螺旋体病、血吸虫病、疟疾。

2013 年 10 月 28 日，国家卫生计生委决定将人感染 H7N9 禽流感纳入法定乙类传染病管理。2020 年 1 月 20 日，经国务院批准，国家卫生健康委将新型冠状病毒肺炎纳入法定乙类传染病，并采取甲类传染病的管理措施。

3. 丙类传染病　是指流行性感冒、流行性腮腺炎、风疹、急性出血性结膜炎、麻风病、流行性和地方性斑疹伤寒、黑热病、棘球蚴病(包虫病)、丝虫病，除霍乱、细菌性和阿米巴性痢疾、伤寒和副伤寒以外的感染性腹泻病。

2008 年 5 月 2 日，卫生部决定将手足口病纳入法定丙类传染病进行管理。

(三) 甲类传染病预防控制措施的适用

除甲类传染病外，《传染病防治法》规定，对乙类传染病中严重急性呼吸综合征(SARS)、炭疽中的肺炭疽采取《传染病防治法》所称甲类传染病的预防、控制措施。2020 年 1 月 20 日，新型冠状病毒肺炎纳入乙类传染病，并采取甲类传染病的预防、控制措施。

二、疫情报告、通报和公布

（一）疫情报告

1. 疫情报告的管理　任何单位和个人发现传染病患者或者疑似传染病患者时，应当及时向附近的疾病预防控制机构或者医疗机构报告。

2. 疫情报告的要求　依照《传染病防治法》负有传染病疫情报告职责的人民政府有关部门、疾病预防控制机构、医疗机构、采供血机构及其工作人员，不得隐瞒、谎报、缓报传染病疫情。

（二）疫情通报

《传染病防治法》规定，国务院卫生行政部门应当及时向国务院其他有关部门和各省、自治区、直辖市人民政府卫生行政部门通报全国传染病疫情以及监测、预警的相关信息。

（三）疫情信息的公布

公布传染病疫情信息应当及时、准确。

【名师助记】

传染病预防要点：

接种、监测、预警、管理。

控制监测处突发，

检测诊断做鉴定，

教育咨询传知识，

指导培训深研究。

第四章

职业病防治法

【自测摸底】

用人单位应采取的职业病防治管理措施中应除外的是

A. 制订职业病防治计划和实施方案

B. 建立、健全职业卫生管理制度和操作规程

C. 建立工作场所职业病危害因素监测及评价制度

D. 只聘请临时工

E. 健全工作场所职业病危害因素监测及评价制度

【名师精讲】

一、职业病诊断与职业病患者保障

（一）职业病诊断机构的设立及其条件

《中华人民共和国职业病防治法》（以下简称《职业病防治法》）规定，承担职业病诊断的医疗卫生机构应当具备下列条件：①持有“医疗机构执业许可证”；②具有与开展职业病诊断相适应的医疗卫生技术人员；③具有与开展职业病诊断相适应的仪器、设备；④具有健全的职业病诊断质量管理制度。

承担职业病诊断的医疗卫生机构不得拒绝劳动者

进行职业病诊断的要求。

(二)职业病诊断应当综合分析的因素

《职业病防治法》规定,职业病诊断应当综合分析的因素包括:①患者的职业史;②职业病危害接触史和工作场所职业病危害因素情况;③临床表现以及没有证据否定职业病危害因素与患者临床表现之间的必然联系的,应当诊断为职业病。

职业病诊断证明书应当由参与诊断的取得职业病诊断资格的执业医师签署,并经承担职业病诊断的医疗卫生机构审核盖章。

二、法律责任

承担职业病诊断的医疗卫生机构有下列行为之一的,要承担相应的法律责任:①超出资质认可或者诊疗项目登记范围从事职业卫生技术服务或者职业病诊断的;②不按照规定履行法定职责的;③出具虚假证明文件的。

【仿真自测】

下列产生职业病危害的用人单位的工作场所符合要求的是

A. 职业病危害因素的强度或浓度高于国家职业卫生标准

B. 有害作业和无害作业不分

C. 有配套的更衣间、洗浴间、孕妇休息间等

D. 工具、用具等设施只符合保护劳动者生理健康的要求

E. 必须佩戴口罩

[答案] C

第五章

突发公共卫生事件应急条例

【自测摸底】

下列不属于突发公共卫生事件的是

A. 自然灾害　　B. 恐怖袭击事件

C. 食物中毒　　D. 森林火灾

E. 重大交通事故

【名师精讲】

一、概述

本条例所称突发公共卫生事件（以下简称突发事件），是指突然发生，造成或者可能造成社会公众健康严重损害的重大传染病疫情、群体性不明原因疾病、重大食物中毒和职业中毒及其他严重影响公众健康的事件。

二、信息发布

国务院卫生行政主管部门应当根据发生突发事件的情况，及时向国务院有关部门和各省、自治区、直辖市人民政府卫生行政主管部门以及军队有关部门通报。

突发事件发生地的省、自治区、直辖市人民政府卫生行政主管部门，应当及时向毗邻省、自治区、直辖市人民政府卫生行政主管部门通报。

接到通报的省、自治区、直辖市人民政府卫生行政主管部门，必要时应当及时通知本行政区域内的医疗卫生机构。县级以上地方人民政府有关部门，已经发生或者发现可能引起突发事件的情形时，应当及时向同级人民政府卫生行政主管部门通报。

【名师助记】

突发公共卫生事件应急条例要点：
突发重大为应急，传染疫情暴流行。
不明原因群体病，丢失传染菌毒种。
食物中毒职业病。省1县2上报清。

【仿真自测】

突发公共卫生事件发生后，应当及时向毗邻省、自治区、直辖市人民政府卫生行政主管部门通报的机构是

A. 国务院
B. 国务院卫生行政主管部门
C. 突发公共卫生事件发生地的省、自治区、直辖市人民政府
D. 突发公共卫生事件发生地的省、自治区、直辖市人民政府卫生行政主管部门
E. 国务院办公厅

［答案］D

第六章

疫苗管理法

【自测摸底】

接种第一类疫苗的费用承担者是

A. 地方卫生机构　　B. 个人

C. 政府　　D. 医院

E. 诊所

【名师精讲】

一、概述

1. 疫苗　指为预防、控制疾病的发生、流行，用于人体免疫接种的预防性生物制品，包括免疫规划疫苗和非免疫规划疫苗。

国家对疫苗实行最严格的管理制度，坚持安全第一、风险管理、全程管控、科学监管、社会共治。

2. 国家实行免疫规划制度　居住在中国境内的居民，依法享有接种免疫规划疫苗的权利，履行接种免疫规划疫苗的义务。政府免费向居民提供免疫规划疫苗。

3. 国家实行疫苗全程电子追溯制度　疾病预防控制机构、接种单位应当依法如实记录疫苗流通、预防接种等情况，并按照规定向全国疫苗电子追溯协同平台提供追溯信息。

二、疫苗流通

1. 疫苗的采购和供应

(1) 疫苗的采购:国家免疫规划疫苗由国务院卫生健康主管部门会同国务院财政部门等组织集中招标或者统一谈判,各省、自治区、直辖市实行统一采购。国家免疫规划疫苗以外的其他疫苗由各省、自治区、直辖市通过省级公共资源交易平台组织采购。

(2) 疫苗的供应:疫苗上市许可持有人应当按照采购合同约定,向疾病预防控制机构供应疫苗。疾病预防控制机构应当按照规定向接种单位供应疫苗。疾病预防控制机构以外的单位和个人不得向接种单位供应疫苗,接种单位不得接收该疫苗。

2. 疫苗的接收和购进

(1) 索取证明文件。

(2) 建立接收与购进记录。

(3) 疫苗定期检查制度:疾病预防控制机构、接种单位应当如实记录处置情况,处置记录应当保存至疫苗有效期满后不少于5年备查。

三、疫苗接种

1. 接种单位应当具备的条件 ①具有医疗机构执业许可证件;②具有经过县级人民政府卫生健康主管部门组织的预防接种专业培训并考核合格的医师、护士或者乡村医生;③具有符合疫苗储存、运输管理规范的冷藏设施、设备和冷藏保管制度。

2. 接种单位的管理 接种单位应当加强内部管理,开展预防接种工作应当遵守预防接种工作规范、免疫程序、疫苗使用指导原则和接种方案。接种单位接种免疫规划疫苗不得收取任何费用。接种单位接种非免疫规划疫苗,除收取疫苗费用外,还可以收取接种服务费。

3. 医疗卫生人员的职责

(1) 告知和询问。

（2）检查和核对。

（3）做好接种记录。

4. 儿童预防接种的管理 国家对儿童实行预防接种证制度。

5. 群体性预防接种的管理 县级以上地方人民政府卫生健康主管部门根据传染病监测和预警信息，为预防、控制传染病暴发、流行，报经本级人民政府决定，并报省级以上人民政府卫生健康主管部门备案，可以在本行政区域进行群体性预防接种。任何单位和个人不得擅自进行群体性预防接种。

6. 疾病预防控制机构的职责 疾病预防控制机构应当通过全国儿童预防接种日等活动定期开展宣传教育、普及工作；应当依法如实记录疫苗流通、预防接种等情况，并按照规定向全国疫苗电子追溯协同平台提供追溯信息；加强对接种单位预防接种工作的技术指导和疫苗使用的管理。

四、异常反应监测和处理

1. 预防接种异常反应 指合格的疫苗在实施规范接种过程中或者实施规范接种后造成受种者机体组织器官、功能损害，相关各方均无过错的药品不良反应。

2. 下列情形不属于预防接种异常反应

（1）因疫苗本身特性引起的接种后一般反应。

（2）因疫苗质量问题给受种者造成的损害。

（3）因接种单位违反预防接种工作规范、免疫程序、疫苗使用指导原则、接种方案给受种者造成的损害。

（4）受种者在接种时正处于某种疾病的潜伏期或者前驱期，接种后偶合发病。

（5）受种者有疫苗说明书规定的接种禁忌，在接种前受种者或者其监护人未如实提供受种者的健康状况和接种禁忌等情况,接种后受种者原有疾病急性复发或者病情加重。

(6) 因心理因素发生的个体或者群体的心因性反应。

3. 预防接种异常反应的处理

(1) 上报发现:疑似预防接种异常反应→疾病预防控制机构上报。

(2) 争议的处理:根据国务院卫生健康部门制定的鉴定办法申请鉴定。

(3) 其他情况:预防接种导致受种者死亡、严重残疾,或者群体性疑似预防接种异常反应等对社会有重大影响的疑似预防接种异常反应,由设区的市级以上人民政府卫生健康主管部门、药品监督管理部门按照各自职责组织调查、处理。

4. 预防接种异常反应补偿　实施接种过程中或者实施接种后出现受种者死亡、严重残疾、器官组织损伤等损害,属于预防接种异常反应或者不能排除的,应当给予补偿。补偿范围实行目录管理,并根据实际情况进行动态调整。

接种免疫规划疫苗所需的补偿费用,由省、自治区、直辖市人民政府财政部门在预防接种经费中安排;接种非免疫规划疫苗所需的补偿费用,由相关疫苗上市许可持有人承担。国家鼓励通过商业保险等多种形式对预防接种异常反应受种者予以补偿。

预防接种异常反应补偿应当及时、便民、合理。预防接种异常反应补偿范围、标准、程序由国务院规定,省、自治区、直辖市制定具体实施办法。

五、法律责任

违反本法规定,疾病预防控制机构、接种单位有下列情形之一的,由县级以上人民政府卫生健康主管部门责令改正,给予警告,没收违法所得;情节严重的,对主要负责人、直接负责的主管人员和其他直接责任人员依法给予警告直至撤职处分，责令负有责任的医疗卫生人员暂停 1 年以上 18 个月以下执业活动；造成严重后果的，对主要负责人、直接负责的主管人员和其他直接责任人员依法给予开除处分，由原发证部门吊销负有责任的医疗卫生人员的执业证书：①未按照规定供应、接收、采购疫苗；②接种疫苗未遵守预防接种工作规范、免疫程序、疫苗使用指导原则、接种方案；③擅自进行群体性预防接种。

第七章

艾滋病防治条例

【自测摸底】

A 县张某系艾滋病患者，在 B 市传染病医院隔离治疗期间，擅自逃出医院回到 A 县，脱离隔离治疗。为防止艾滋病传播，可以协助传染病医院追回张某采取强制隔离治疗措施的是

A. 卫生行政部门　　B. 疾病预防控制中心

C. 民政部门　　D. 司法部门

E. 公安部门

【名师精讲】

预防与控制

1. 艾滋病监测　《艾滋病防治条例》规定，国家建立健全艾滋病监测网络。

2. 自愿咨询和自愿检测制度。

3. 艾滋病患者的义务及其隐私权保护

（1）艾滋病患者的义务：①接受疾病预防控制机构或者出入境检验检疫机构的流行病学调查和指导；②将感染或者发病的事实及时告知与其有性关系者；③就医时，将感染或者发病的事实如实告知接诊医生；④采取必要的防护措施，防治感染他人。艾滋病病毒感染者和艾滋病患者不得以任何方式故意传播艾

滋病。

（2）艾滋病患者的隐私保护：未经本人或者其监护人同意，任何单位或个人不得公开艾滋病病毒感染者、艾滋病患者及其家属的姓名、地址、工作单位、肖像、病史资料及其他可能推断出其具体身份的信息。

4. 采集或使用人体血液、血浆、组织的管理

（1）采集或使用人体血液、血浆管理：对采集的人体血液、血浆进行艾滋病检测，未经检测或检测阳性的人体血液、血浆不得向医疗机构和血液制品生产单位供应；生产单位应对生产前的每份血浆进行艾滋病检测，未经检测或检测阳性的血浆不得作为原料。

（2）临时采集血液管理：医疗机构应对临时采集的血液进行艾滋病检测，对临床用血的艾滋病检测结果进行核查。

（3）采集或者使用人体组织等管理：应进行艾滋病检测，未经检测或检测阳性的不得采集或使用。用于艾滋病防治科研和教学的除外。

【名师助记】

1. 艾滋病防控采取自愿咨询和自愿检测制度。

2. 医师应将感染或者发病事实告知本人，对他人保密。

第八章

母婴保健法及其实施办法

【自测摸底】

按照《中华人民共和国母婴保健法》,属于婚前医学检查的疾病有

A. 严重传染病　　B. 法定传染病

C. 指定传染病　　D. 重性精神病

E. 肿瘤

【名师精讲】

一、概述

(一)母婴保健工作方针

母婴保健工作以保健为中心,以保障生殖健康为目的,实行保健和临床相结合,面向群体、面向基层和预防为主的方针。

(二)母婴保健技术服务事项

《中华人民共和国母婴保健法实施办法》规定,母婴保健技术服务主要包括下列事项:①有关母婴保健的科普宣传、教育和咨询;②婚前医学检查;③产前诊断和遗传病诊断;④助产技术;⑤实施医学上需要的节育手术;⑥新生儿疾病筛查;⑦有关生育、节育、不育的其他生殖保健服务。

二、婚前保健

婚前医学检查包括对下列疾病的检查:①严重遗传性疾病;②指定传染病;③有关精神病。

《中华人民共和国母婴保健法》规定,经婚前医学检查,对患指定传染病在传染期内或者有关精神病在发病期内的,医师应当提出医学意见;准备结婚的男女双方应当暂缓结婚。

三、孕产期保健服务的内容

①孕产期保健;②医学指导;③产前诊断;④终止妊娠;⑤新生儿出生医学证明;⑥产妇、婴儿死亡以及新生儿出生缺陷报告。

四、技术鉴定

母婴保健医学技术鉴定是指接受母婴保健服务的公民或者提供母婴保健服务的医疗保健机构对婚前医学检查、遗传病诊断、产前诊断的结果或医学技术鉴定结论持有异议所进行的医学技术鉴定。

【名师助记】

1. 立法宗旨 保障母婴健康,提高人口素质。

2. 母婴保健工作方针 母婴保健工作以保健为中心,以保障生殖健康为目的,实行保健和临床相结合,面向群体、面向基层和预防为主的方针。

【仿真自测】

1. 下列属于《中华人民共和国母婴保健法》规定可以申请医学技术鉴定的是
   A. 对孕妇、产妇保健服务有异议的
   B. 对婚前医学检查结果有异议的
   C. 对婚前卫生咨询有异议的
   D. 对孕产期保健服务有异议的
   E. 对医学指导意见有异议的

[答案] 1. B

2.《中华人民共和国母婴保健法》所指的孕产期保健服务不包括

A. 母婴保健指导
B. 孕妇、产妇保健
C. 胎儿保健
D. 胎儿性别鉴定
E. 新生儿保健

[答案] 2. D

第九章

献 血 法

【自测摸底】

医疗机构临床用血应当制订用血计划，遵循的原则是

A. 公平、公正　　B. 慎用、节约

C. 准确、慎用　　D. 合理、科学

E. 勤查、深究

【名师精讲】

一、概述

1997年12月29日，第八届全国人大常委会第二十九次会议通过了《中华人民共和国献血法》。

二、医疗机构的职责

（一）医疗机构临床用血要求

1. 医疗机构临床用血应当制订用血计划，遵循合理、科学的原则，不得浪费和滥用血液。

2. 医疗机构应当积极推行按血液成分针对医疗实际需要输血。

3. 医疗机构对临床用血必须进行核查，不得将不符合国家规定标准的血液用于临床。

4. 为保证应急用血，医疗机构可以临时采集血液，但应当依照规定，确保采血用血安全。

5. 无偿献血的血液必须用于临床，不得买卖；医疗机构不得将无偿献血的血液出售给单采血浆站或者血液制品生产单位。

（二）医疗机构临床用血管理

1. 公民临床用血时只交付用于血液的采集、储存、分离、检验等费用；无偿献血者临床需要用血时，免交上述规定的费用；无偿献血者的配偶和直系亲属临床需要用血时，可以按照省、自治区、直辖市人民政府的规定免交或者减交上述规定的费用。

2. 为保障公民临床急救用血的需要，国家提倡并指导择期手术的患者自身储血，动员家庭、亲友、所在单位以及社会互助献血。

三、血站的职责

献血者每次采集血液量一般为200ml，最多不得超过400ml，两次采集间隔期不少于6个月。严格禁止血站违反规定对献血者超量、频繁采集血液。

【仿真自测】

为保障公民临床急救用血的需要，国家提倡并指导择期手术的患者

A. 率先献血　　B. 互助献血

C. 自愿献血　　D. 自身储血

E. 同型输血

［答案］D

第十章

医 师 法

【自测摸底】

1. 某县医院医师张某在一个考核周期内开具不合理处方达5次以上，被认定考核不合格。县卫生健康主管部门根据《中华人民共和国医师法》责令其暂停一定期限的执业活动并接受培训。该期限是
   A. 3~9个月　　B. 3~6个月
   C. 1~6个月　　D. 6~12个月
   E. 1~3个月
2. 以下属于执业医师权利的是
   A. 依法参与所在机构的民主管理
   B. 宣传卫生保健知识
   C. 保护患者隐私
   D. 努力钻研业务
   E. 遵守技术操作规范

【名师精讲】

一、概述

1998年6月26日，第九届全国人大常委会第三次会议通过了《中华人民共和国执业医师法》，自1999年5月1日起施行。2021年8月20日，第十三届全国人大常委会第三十次会议通过了《中华人民共和国医师

法》(以下简称《医师法》),自 2022 年 3 月 1 日起施行。《中华人民共和国执业医师法》同时废止。

医师应当具备良好的职业道德和医疗执业水平,发扬人道主义精神,履行防病治病、救死扶伤、保护人民健康的神圣职责。全社会应当尊重医师。医师依法履行职责,受法律保护。每年 8 月 19 日为中国医师节。

二、考试和注册

(一)参加医师资格考试的条件

1. 参加执业医师资格考试条件　具有下列条件之一的,可以参加执业医师资格考试:①具有高等学校相关医学专业本科以上学历,在执业医师指导下,在医疗卫生机构中参加医学专业工作实践满 1 年;②具有高等学校相关医学专业专科学历,取得执业助理医师执业证书后,在医疗卫生机构中执业满 2 年。

2. 参加执业助理医师资格考试条件　具有高等学校相关医学专业专科以上学历,在执业医师指导下,在医疗卫生机构中参加医学专业工作实践满 1 年的,可以参加执业助理医师资格考试。

3. 师承和确有专长人员参加医师资格考试条件　以师承方式学习中医满 3 年,或者经多年实践医术确有专长的,经县级以上人民政府卫生健康主管部门委托的中医药专业组织或者医疗卫生机构考核合格并推荐,可以参加中医医师资格考试。

以师承方式学习中医或者经多年实践,医术确有专长的,由至少 2 名中医医师推荐,经省级人民政府中医药主管部门组织实践技能和效果考核合格后,即可取得中医医师资格及相应的资格证书。

(二)医师资格种类

我国医师资格分为临床、中医(包括中医、民族医和中西医结合)、口腔、公共卫生四类。

(三)执业注册

取得医师资格的,可以向所在地县级以上地方人民政府卫生健康主管部门申请注册。医疗卫生机构可以为本机构中的申请人集体办理注册手续。

除有本法规定不予注册的情形外，卫生健康主管部门应当自受理申请之日起20个工作日内准予注册，将注册信息录入国家信息平台，并发给医师执业证书。

未注册取得医师执业证书，不得从事医师执业活动。

医师执业注册管理的具体办法，由国务院卫生健康主管部门制定。

（四）不予注册、注销注册、变更注册、重新注册的情形

1. 有下列情形之一的，不予注册：①无民事行为能力或者限制民事行为能力；②受刑事处罚，刑罚执行完毕不满2年或者被依法禁止从事医师职业的期限未满；③被吊销医师执业证书不满2年；④因医师定期考核不合格被注销注册不满1年；⑤法律、行政法规规定不得从事医疗卫生服务的其他情形。

受理申请的卫生健康主管部门对不予注册的，应当自受理申请之日起20个工作日内书面通知申请人和其所在医疗卫生机构，并说明理由。

2. 医师注册后有下列情形之一的，注销注册，废止医师执业证书：①死亡；②受刑事处罚；③被吊销医师执业证书；④医师定期考核不合格，暂停执业活动期满，再次考核仍不合格；⑤中止医师执业活动满2年；⑥法律、行政法规规定不得从事医疗卫生服务或者应当办理注销手续的其他情形。

有前款规定情形的，医师所在医疗卫生机构应当在30日内报告准予注册的卫生健康主管部门；卫生健康主管部门依职权发现医师有前款规定情形的，应当及时通报准予注册的卫生健康主管部门。准予注册的卫生健康主管部门应当及时注销注册，废止医师执业证书。

3. 医师变更执业地点、执业类别、执业范围等注

册事项的，应当依照《医师法》规定到准予注册的卫生健康主管部门办理变更注册手续。

医师从事下列活动的，可以不办理相关变更注册手续：①参加规范化培训、进修、对口支援、会诊、突发事件医疗救援、慈善或者其他公益性医疗、义诊；②承担国家任务或者参加政府组织的重要活动等；③在医疗联合体内的医疗机构中执业。

4. 中止医师执业活动 2 年以上或者《医师法》规定不予注册的情形消失，申请重新执业的，应当由县级以上人民政府卫生健康主管部门或者其委托的医疗卫生机构、行业组织考核合格，并依照《医师法》规定重新注册。

5. 医师个体行医应当依法办理审批或者备案手续。

（1）执业医师个体行医，须经注册后在医疗卫生机构中执业满 5 年；但是，依照《医师法》规定取得中医医师资格的人员，按照考核内容进行执业注册后，即可在注册的执业范围内个体行医。

（2）县级以上地方人民政府卫生健康主管部门对个体行医的医师，应当按照国家有关规定实施监督检查，发现有《医师法》规定注销注册的情形的，应当及时注销注册，废止医师执业证书。

6. 县级以上地方人民政府卫生健康主管部门应当将准予注册和注销注册的人员名单及时予以公告，由省级人民政府卫生健康主管部门汇总，报国务院卫生健康主管部门备案，并按照规定通过网站提供医师注册信息查询服务。

三、执业规则

（一）医师的权利

1. 在注册的执业范围内，按照有关规范进行医学诊查、疾病调查、医学处置、出具相应的医学证明文件，选择合理的医疗、预防、保健方案。

2. 获取劳动报酬，享受国家规定的福利待遇，按照规定参加社会保险并享受相应待遇。

3. 获得符合国家规定标准的执业基本条件和职业防护装备。

4. 从事医学教育、研究、学术交流。

5. 参加专业培训，接受继续医学教育。

6. 对所在医疗卫生机构和卫生健康主管部门的工作提出意见和建议，依法参与所在机构的民主管理。

7. 法律、法规规定的其他权利。

（二）医师的义务

1. 树立敬业精神，恪守职业道德，履行医师职责，尽职尽责救治患者，执行疫情防控等公共卫生措施。

2. 遵循临床诊疗指南，遵守临床技术操作规范和医学伦理规范等。

3. 尊重、关心、爱护患者，依法保护患者隐私和个人信息。

4. 努力钻研业务，更新知识，提高医学专业技术能力和水平，提升医疗卫生服务质量。

5. 宣传推广与岗位相适应的健康科普知识，对患者及公众进行健康教育和健康指导。

6. 法律、法规规定的其他义务。

（三）医师执业要求

1. 医师实施医疗、预防、保健措施，签署有关医学证明文件，必须亲自诊查、调查，并按照规定及时填写病历等医学文书，不得隐匿、伪造、篡改或者擅自销毁病历等医学文书及有关资料。医师不得出具虚假医学证明文件以及与自己执业范围无关或者与执业类别不相符的医学证明文件。

2. 医师在诊疗活动中应当向患者说明病情、医疗措施和其他需要告知的事项。需要实施手术、特殊检查、特殊治疗的，医师应当及时向患者具体说明医疗风险、替代医疗方案等情况，并取得其明确同意；不能或者不宜向患者说明的，应当向患者的近亲属说明，并取得其明确同意。

3. 医师开展药物、医疗器械临床试验和其他医学临床研究应当符合国家有关规定，遵守医学伦理规范，依法通过伦理审查，取得书面知情同意。

4. 对需要紧急救治的患者，医师应当采取紧急措施进行诊治，不得拒绝急救处置。因抢救生命垂危的患者等紧急情况，不能取得患者或者其近亲属意见的，经医疗机构负责人或者授权的负责人批准，可以立即实施相应的医疗措施。医师因自愿实施急救造成受助人损害的，不承担民事责任。

5. 医师应当使用经依法批准或者备案的药品、消毒药剂、医疗器械，采用合法、合规、科学的诊疗方法。除按照规范用于诊断治疗外，不得使用麻醉药品、医疗用毒性药品、精神药品、放射性药品等。

6. 医师应当坚持安全有效、经济合理的用药原则，遵循药品临床应用指导原则、临床诊疗指南和药品说明书等合理用药。在尚无有效或者更好治疗手段等特殊情况下，医师取得患者明确知情同意后，可以采用药品说明书中未明确但具有循证医学证据的药品用法实施治疗。

7. 执业医师按照国家有关规定，经所在医疗卫生机构同意，可以通过互联网等信息技术提供部分常见病、慢性病复诊等适宜的医疗卫生服务。

8. 医师不得利用职务之便，索要、非法收受财物或者牟取其他不正当利益；不得对患者实施不必要的检查、治疗。

9. 遇有自然灾害、事故灾难、公共卫生事件和社会安全事件等严重威胁人民生命健康的突发事件时，县级以上人民政府卫生健康主管部门根据需要组织医师参与卫生应急处置和医疗救治，医师应当服从调遣。

10. 在执业活动中有下列情形之一的，医师应当按照有关规定及时向所在医疗卫生机构或者有关部门、机构报告:①发现传染病、突发不明原因疾病或者异常健康事件;②发生或者发现医疗事故;③发现可能与药品、医疗器械有关的不良反应或者不良事件;④发现假药或者劣药;⑤发现患者涉嫌伤害事件或者非正常死亡;⑥法律、法规规定的其他情形。

(四)执业助理医师的执业范围与要求

执业助理医师应当在执业医师的指导下,在医疗卫生机构中按照注册的执业类别、执业范围执业。在乡、民族乡、镇和村医疗卫生机构以及艰苦边远地区县级医疗卫生机构中执业的执业助理医师,可以根据医疗卫生服务情况和本人实践经验,独立从事一般的执业活动。

四、考核和培训

(一)医师考核内容

县级以上人民政府卫生健康主管部门或者其委托的医疗卫生机构、行业组织应当按照医师执业标准,对医师的业务水平、工作业绩和职业道德状况进行定期考核,考核周期为3年。

(二)医师考核不合格的处理

县级以上人民政府卫生健康主管部门应当责令其暂停执业活动3~6个月,并接受相关专业培训。暂停执业活动期满,再次进行考核,对考核合格的,允许其继续执业;仍不合格的,由县级以上人民政府卫生健康主管部门注销注册,收回医师执业证书。

(三)表彰与奖励

1. 在执业活动中,医德高尚,事迹突出。

2. 在医学研究、教育中开拓创新,对医学专业技术有重大突破,做出显著贡献。

3. 遇有突发事件时,在预防预警、救死扶伤等工作中表现突出。

4. 长期在艰苦边远地区的县级以下医疗卫生机构努力工作。

5. 在疾病预防控制、健康促进工作中做出突出贡献。

6. 法律、法规规定的其他情形。

【名师助记】

考核和培训要点:

水平业绩和医德,县局委托多考核。

责令停业3~6月,再考不及销注册。

五、法律责任

1. 以不正当手段取得医师资格证书或者医师执业证书的,由发给证书的卫生健康主管部门予以撤销,3年内不受理其相应申请。

2. 医师在执业活动中有下列行为之一的,由县级以上人民政府卫生健康主管部门责令改正,给予警告;情节严重的,责令暂停6个月以上1年以下执业活动直至吊销医师执业证书:

(1) 在提供医疗卫生服务或者开展医学临床研究中,未按照规定履行告知义务或者取得知情同意。

(2) 对需要紧急救治的患者,拒绝急救处置,或者由于不负责任延误诊治。

(3) 遇有自然灾害、事故灾难、公共卫生事件和社会安全事件等严重威胁人民生命健康的突发事件时,不服从卫生健康主管部门调遣。

(4) 未按照规定报告有关情形。

(5) 违反法律、法规、规章或者执业规范,造成医疗事故或者其他严重后果。

3. 医师在执业活动中有下列行为之一的,由县级以上人民政府卫生健康主管部门责令改正,给予警告,没收违法所得,并处1万元以上3万元以下的罚款;情节严重的,责令暂停6个月以上1年以下执业活动直至吊销医师执业证书:

(1) 泄露患者隐私或者个人信息。

(2) 出具虚假医学证明文件,或者未经亲自诊查、调查,签署诊断、治疗、流行病学等证明文件或者有关出生、死亡等证明文件。

(3) 隐匿、伪造、篡改或者擅自销毁病历等医学文书及有关资料。

(4) 未按照规定使用麻醉药品、医疗用毒性药品、精神药品、放射性药品等。

(5) 利用职务之便,索要、非法收受财物或者牟取其他不正当利益,或者违反诊疗规范,对患者实施不必要的检查、治疗造成不良后果。

(6) 开展禁止类医疗技术临床应用。

4. 医师未按照注册的执业地点、执业类别、执业范围执业的,由县级以上人民政府卫生健康主管部门或者中医药主管部门责令改正,给予警告,没收违法所得,并处1万元以上3万元以下的罚款;情节严重的,责令暂停6个月以上1年以下执业活动直至吊销医师执业证书。

5. 严重违反医师职业道德、医学伦理规范,造成恶劣社会影响的,由省级以上人民政府卫生健康主管部门吊销医师执业证书或者责令停止非法执业活动,5年直至终身禁止从事医疗卫生服务或者医学临床研究。

6. 非医师行医的,由县级以上人民政府卫生健康主管部门责令停止非法执业活动,没收违法所得和药品、医疗器械,并处违法所得2倍以上10倍以下的罚款,违法所得不足1万元的,按1万元计算。

【仿真自测】

以下属于医师在执业活动中应当履行的义务的是

A. 参加专业培训

B. 接受继续医学教育

C. 遵守临床技术操作规范

D. 参加专业学术团体

E. 对急危患者不得拒绝急救处置

[答案] C

第十一章

医疗损害责任（《中华人民共和国民法典》第七编第六章）

【自测摸底】

女，36岁。因患子宫肌瘤在县医院接受手术治疗，术后患者因对手术效果不满意诉至法院。法院经审理认为医院存在《中华人民共和国民法典》规定的过错推定情形，判决医院败诉。该推定情形是

A. 未尽到说明义务

B. 未尽到与当时医疗水平相应的诊疗义务

C. 伪造病历资料

D. 泄露患者隐私

E. 限于当时的医疗水平难以诊疗

【名师精讲】

一、推定医疗机构有过错的情形

患者在诊疗活动中受到损害，有下列情形之一的：①违反法律、行政法规、规章以及其他有关诊疗规范的规定；②隐匿或者拒绝提供与纠纷有关的病历资料；③遗失、伪造、篡改或者违法销毁病历资料。

二、医疗损害责任的赔偿主体

患者在诊疗活动中受到损害,医疗机构及其医务人员有过错的,由医疗机构承担赔偿责任。因药品、消毒药剂、医疗器械的缺陷,或者输入不合格的血液造成患者损害的,患者可以向生产者或者血液提供机构请求赔偿,也可以向医疗机构请求赔偿。患者向医疗机构请求赔偿的,医疗机构赔偿后,有权向负有责任的生产者或者血液提供机构追偿。

三、紧急情况医疗措施的实施

因抢救生命垂危患者等紧急情况下,不能取得患者或者其近亲属意见的,经医疗机构负责人或者授权的负责人批准,可以立即实施相应的医疗措施。

四、医疗机构不承担赔偿责任的情形

下列情形之一的,医疗机构不承担赔偿责任:①患者或者其近亲属不配合医疗机构进行符合诊疗规范的诊疗;②医务人员在抢救生命垂危的患者等紧急情况下已经尽到合理诊疗义务;③限于当时的医疗水平难以诊疗。但是在患者或者其近亲属不配合医疗机构进行符合诊疗规范的诊疗情形中,医疗机构及其医务人员也有过错的,应当承担相应的赔偿责任。

第十二章

精神卫生法

【自测摸底】

依据《中华人民共和国精神卫生法》，给予吊销精神科医师执业证书处罚的情形是

A. 未及时对有伤害自身危险的患者进行检查评估的

B. 精神障碍患者对再次诊断结论有异议的

C. 故意将非精神障碍患者诊断为精神障碍患者的

D. 对实施住院治疗的患者未根据评估结果作出处理的

E. 拒绝对送诊的疑似精神障碍患者作出诊断的

【名师精讲】

一、精神卫生工作的方针、原则和管理机制

1. 方针　预防为主。

2. 原则　预防、治疗和康复相结合。

3. 管理机制　政府组织领导、部门各负其责、家庭和单位尽力尽责、全社会共同参与的综合管理机制。

二、心理健康促进和精神障碍预防

《中华人民共和国精神卫生法》（以下简称《精神卫生法》）规定，医务人员开展疾病诊疗服务，应当按

照诊断标准和治疗规范的要求，对就诊者进行心理健康指导；发现就诊者可能患有精神障碍的，应当建议其到符合《精神卫生法》规定的医疗机构就诊。

三、精神障碍的诊断和治疗

（一）开展精神障碍诊断、治疗活动应当具备的条件

《精神卫生法》规定，开展精神障碍诊断、治疗活动，应当具备下列条件，并依照医疗机构的管理规定办理有关手续：①有与从事的精神障碍诊断、治疗相适应的精神科执业医师、护士；②有满足开展精神障碍诊断、治疗需要的设施和设备；③有完善的精神障碍诊断、治疗管理制度和质量监控制度。

从事精神障碍诊断、治疗的专科医疗机构还应当配备从事心理治疗的人员。综合性医疗机构应当按照国务院卫生行政部门的规定开设精神科门诊或者心理治理门诊，提高精神障碍预防、诊断、治疗能力。

（二）精神障碍诊断和治疗的原则

《精神卫生法》规定，精神障碍的诊断、治疗应当遵循维护患者合法权益、尊重患者人格尊严的原则，保障患者在现有条件下获得良好的精神卫生服务。

四、精神障碍的康复

精神障碍的康复，是指对精神障碍患者尽可能利用药物、社会、职业、经济和教育的方法使残疾的风险减小到最低程度。《精神卫生法》规定，医疗机构应当为在家居住的严重精神障碍患者提供精神科基本药物维持治疗，并为社区康复机构提供有关精神障碍康复的技术指导和支持。社区康复机构应当为需要康复的精神障碍患者提供场所和条件，对患者进行生活自理能力和社会适应能力等方面的康复训练。

五、法律责任

医疗机构及其工作人员有下列行为之一的，由县

级以上人民政府卫生行政部门责令改正，给予警告；情节严重的，对直接负责的主管人员和其他直接责任人员依法给予或者责令给予降低岗位等级或者撤职、开除的处分，并可以责令有关医务人员暂停1个月以上6个月以下执业活动：①拒绝对送诊的疑似精神障碍患者作出诊断的；②对依照《精神卫生法》规定实施住院治疗的患者未及时进行检查评估或者未根据评估结果做出处理的。

医疗机构及其工作人员有下列行为之一的，由县级以上人民政府卫生行政部门责令改正，对直接负责的主管人员和其他直接责任人员依法给予或者责令给予降低岗位等级或者撤职的处分；对有关医务人员暂停6个月以上1年以下执业活动；情节严重的，给予或者责令给予开除的处分，并吊销有关医务人员的执业证书：①违反规定实施约束、隔离等保护性医疗措施的；②违反规定，强迫精神障碍患者劳动的；③违反规定对精神障碍患者实施外科手术或者实验性临床医疗的；④违反规定，侵害精神障碍患者的通讯和会见探访者等权利的；⑤违反精神障碍诊断标准，将非精神障碍患者诊断为精神障碍患者的。

【名师助记】

1. 精神障碍患者合法权益保护　精神障碍患者的人格尊严、人身和财产安全不受侵犯。精神障碍患者的教育、劳动、医疗以及从国家和社会获得物质帮助等方面的合法权益受法律保护。

2. 医务人员对就诊者的心理健康指导　发现就诊者可能患有精神障碍的，应当建议其到符合《精神卫生法》规定的医疗机构就诊。

3. 精神障碍诊断和治疗的原则　应当遵循维护患者合法权益、尊重患者人格尊严的原则，保障患者在现有条件下获得良好的精神卫生服务。

【仿真自测】

1. 依照《中华人民共和国精神卫生法》，对患者实施约束行为的性质属于
   A. 治疗性措施　B. 惩罚性措施
   C. 保护性医疗措施　D. 诊断性措施
   E. 警告性措施
2. 对患者实施身体约束而未告知其监护人的做法侵犯的患方权利是
   A. 生命权　B. 健康权
   C. 认知权　D. 知情权
   E. 名誉权

[答案] 1. C　2. D

第十三章

医疗机构管理条例

【自测摸底】

某医院未经批准新设医疗美容科，从外地聘请了一位退休外科医师担任主治医师，该院的行为性质属于

A. 非法行医　　B. 超范围执业

C. 正常医疗行为　　D. 特殊情况

E. 开展新技术

【名师精讲】

医疗机构执业

《医疗机构管理条例》规定，任何单位或者个人，未取得"医疗机构执业许可证"，不得开展诊疗活动。

1. 必须遵守有关法律、法规和医疗技术规范。

2. 必须将"医疗机构执业许可证"、诊疗科目、诊疗时间和收费标准悬挂于明显处所。

3. 必须按照核准登记的诊疗科目开展诊疗活动。

4. 不得使用非卫生技术人员从事医疗卫生技术工作。

5. 应当加强对医务人员的医德教育。

6. 工作人员上岗工作，必须佩戴载有本人姓名、职务或者职称的标牌。

7. 对危重患者应当立即抢救，对限于设备或者技术条件不能诊治的患者，应当及时转诊。

8. 未经医师（士）亲自诊查患者，医疗机构不得出具疾病诊断书、健康证明书或者死亡证明书等证明文件；未经医师（士）、助产人员亲自接产，医疗机构不得出具出生证明书或者死产报告书。

9. 施行手术、特殊检查或者特殊治疗时，必须征得患者同意，并应当取得其家属或者关系人同意并签字；无法取得患者意见时，应当取得家属或者关系人同意并签字；无法取得患者意见又无家属或者关系人在场，或者遇到其他特殊情况时，经治医师应当提出医疗处置方案，在取得医疗机构负责人或者被授权负责人员的批准后实施。

10. 发生医疗事故，按照国家有关规定处理。

11. 对传染病、精神病、职业病等患者的特殊诊治和处理，应当按照国家有关法律、法规的规定办理。

12. 必须按照有关药品管理的法律、法规，加强药品管理。

13. 必须按照人民政府或者物价部门的有关规定收取医疗费用，详列细项，并出具收据。

14. 必须承担相应的预防保健工作，承担县级以上人民政府卫生行政部门委托的支援农村、指导基层医疗卫生工作等任务。

15. 发生重大灾害、事故、疾病流行或者其他意外情况时，医疗机构及其卫生技术人员必须服从县级以上人民政府卫生行政部门的调遣。

【名师助记】

1. 未经批准新设医疗美容科，属超范围执业。

2. 医务人员发生医疗事故，情节严重，尚不够刑事处罚的，卫生行政部门可以给予的行政处罚是给予纪律处分。

3. 医疗机构没有正当理由，不得拒绝为患者提供复印或者复制病历资料服务。

【仿真自测】

医疗机构对有能力诊治的危重患者，应当立即采取的处理措施是

A. 请示卫生行政部门　　B. 办理住院手续

C. 请示医院领导　　D. 抢救

E. 转诊

［答案］D

第十四章

医疗纠纷预防和处理条例

【名师精讲】

一、概述

医疗纠纷是指医患双方因诊疗活动引发的争议。处理医疗纠纷,应当遵循公平、公正、及时的原则,实事求是,依法处理。

二、医疗纠纷处理

发生医疗纠纷,医患双方可以通过下列途径解决:①双方自愿协商;②申请人民调解;③申请行政调解;④向人民法院提起诉讼;⑤法律、法规规定的其他途径。

三、法律责任

医疗机构篡改、伪造、隐匿、毁灭病历资料的,对直接负责的主管人员和其他直接责任人员,由县级以上人民政府卫生主管部门给予或者责令给予降低岗位等级或者撤职的处分,对有关医务人员责令暂停 6 个月以上 1 年以下执业活动;造成严重后果的,对直接负责的主管人员和其他直接责任人员给予或者责令给予开除的处分,对有关医务人员由原发证部门吊销执业证书;构成犯罪的,依法追究刑事责任。

第十五章

医疗事故处理条例

【自测摸底】

以下属于构成医疗事故主观方面的是

A. 技术水平欠缺的技术过失

B. 违反卫生法规和诊疗护理规范、常规的责任过失

C. 违反操作规程的故意

D. 疏忽大意的过失

E. 过于自信的过失

【名师精讲】

一、处理医疗事故的原则

处理医疗事故应当遵循公开、公平、公正、及时、便民的原则,坚持实事求是的科学态度,做到事实清楚、定性准确、责任明确、处理恰当。

二、医疗事故的预防与处置

(一)报告与报告时限

发生下列重大医疗过失行为的,医疗机构应当在12小时内向所在地卫生行政部门报告:①导致患者死亡或者可能为二级以上的医疗事故;②导致3人以上人身损害后果;③国务院卫生行政部门和省、自治区、直辖市人民政府卫生行政部门规定的其他情形。

（二）应当采取的措施

发生或者发现医疗过失行为，医疗机构及其医务人员应当立即采取有效措施，避免或者减轻对患者身体健康的损害，防止损害扩大。

三、医疗事故的行政处理与监督

有下列情形之一的，县级人民政府卫生行政部门应当自接到医疗机构的报告或者当事人提出医疗事故争议处理申请之日起7日内移送上一级人民政府卫生行政部门处理：①患者死亡；②可能为二级以上的医疗事故；③国务院卫生行政部门和省、自治区、直辖市人民政府卫生行政部门规定的其他情形。

【名师助记】

医疗事故分级：

1. 一级医疗事故　造成患者死亡、重度残疾的。
2. 二级医疗事故　造成患者中度残疾、器官组织损伤导致严重功能障碍的。
3. 三级医疗事故　造成患者轻度残疾、器官组织损伤导致一般功能障碍的。
4. 四级医疗事故　造成患者明显人身损害的其他后果的。

【仿真自测】

1. 医务人员在医疗活动中发生医疗事故争议，应当立即

   A. 向所在科室报告
   B. 向所在医院医务部门报告
   C. 向所在医疗机构医疗质量监控部门报告
   D. 向所在医疗机构的主管负责人报告
   E. 向当地卫生行政部门报告

［答案］1. A

2.《医疗事故处理条例》规定,造成患者轻度残疾、器官组织损伤导致一般功能障碍的属于

A. 一级医疗事故　　B. 二级医疗事故

C. 三级医疗事故　　D. 四级医疗事故

E. 严重医疗差错

[答案] 2. C

第十六章

人体器官移植条例

【自测摸底】

目前我国提倡的活体供体器官获取的方式是

A. 自由买卖　　B. 推定同意

C. 自愿捐献　　D. 家属决定

E. 医生强制

【名师精讲】

人体器官的捐献

1. 捐献原则　遵循自愿、无偿的原则。

2. 捐献人体器官的条件　捐献人体器官的公民应当具有完全民事行为能力。

3. 捐献意愿的撤销　公民捐献其人体器官应当有书面形式的捐献意愿，对已经表示捐献其人体器官的意愿，有权予以撤销。

4. 活体器官捐献人的条件　任何组织或者个人不得摘取未满18周岁公民的活体器官用于移植。

5. 活体器官接受人的条件　活体器官的接受人限于活体器官捐献人的配偶、直系血亲或者三代以内旁系血亲，或者有证据证明与活体器官捐献人存在因帮扶等形成亲情关系的人员。

根据2009年卫生部发布的《关于规范活体器官移

植的若干规定》,“配偶”仅限于结婚3年以上或者婚后已育有子女的;“因帮扶等形成亲情关系”仅限于养父母和养子女之间的关系、继父母与继子女之间的关系。

第十七章

放射诊疗管理规定

【自测摸底】

医疗机构应当设置电离辐射醒目警示标志的场所是

A. 放射性工作人员办公室

B. 放射性检查报告单发放处

C. 接受放射诊疗患者的病房

D. 医学影像科候诊区

E. 放射性废物储存场所

【名师精讲】

根据《放射诊疗管理规定》,医疗机构开展放射诊疗工作,应当具备与其开展的放射诊疗工作相适应的条件。

一、安全防护装置、辐射检测仪器和个人防护用品的配备与使用

1. 放射治疗场所应当按照相应标准设置多重安全联锁系统、剂量监测系统、影像监控、对讲装置和固定式剂量监测报警装置;配备放疗剂量仪、剂量扫描装置和个人剂量报警仪。

2. 开展核医学工作的,设有专门的放射性同位素分装、注射、储存场所,放射性废物屏蔽设备和存放场所;配备活度计、放射性表面污染监测仪。

3. 介入放射学与其他 X 射线影像诊断工作场所应当配备工作人员防护用品和受检者个人防护用品。

二、设备和场所警示标志的设置

1. 装有放射性同位素和放射性废物的设备、容器，设有电离辐射标志。

2. 放射性同位素和放射性废物储存场所，设有电离辐射警告标志及必要的文字说明。

3. 放射诊疗工作场所的入口处，设有电离辐射警告标志。

4. 放射诊疗工作场所应当按照有关标准的要求分为控制区、监督区，在控制区进出口及其他适当位置，设有电离辐射警告标志和工作指示灯。

【名师助记】

1. 放射性同位素不得与易燃、易爆、腐蚀性物品同库储存；储存场所应当采取有效的防泄漏等措施，并安装必要的报警装置。

2. 放射性同位素储存场所应当有专人负责，有完善的存入、领取、归还登记和检查的制度，做到交接严格，检查及时，账目清楚，账物相符，记录资料完整。

第十八章

处方管理办法

【自测摸底】

每张中成药处方可以开具的药品种类最多是

A. 5种　　B. 7种

C. 3种　　D. 6种

E. 2种

【名师精讲】

一、处方书写的规则

《处方管理办法》规定，处方书写应当符合下列规则：

1. 患者一般情况、临床诊断填写清晰、完整，并与病历记载相一致。

2. 每张处方限于1名患者的用药。

3. 字迹清楚，不得涂改；如需修改，应当在修改处签名并注明修改日期。

4. 药品名称应当使用规范的中文名称书写，没有中文名称的可以使用规范的英文名称书写；医疗机构或者医师、药师不得自行编制药品缩写名称或者使用代号；书写药品名称、剂量、规格、用法、用量要准确规范，药品用法可用规范的中文、英文、拉丁文或者缩写体书写，但不得使用“遵医嘱”“自用”等含混不清字句。

5. 患者年龄应当填写实足年龄，新生儿、婴幼儿写日、月龄，必要时要注明体重。

6. 西药和中成药可以分别开具处方，也可以开具一张处方，中药饮片应当单独开具处方。

7. 开具西药、中成药处方，每一种药品应当另起一行，每张处方不得超过5种药品。

8. 中药饮片处方的书写，一般应当按照“君、臣、佐、使”的顺序排列；调剂、煎煮的特殊要求注明在药品右上方，并加括号，如布包、先煎、后下等；对饮片的产地、炮制有特殊要求的，应当在药品名称之前写明。

9. 药品用法、用量应当按照药品说明书规定的常规用法、用量使用，特殊情况需要超剂量使用时，应当注明原因并再次签名。

10. 除特殊情况外，应当注明临床诊断。

11. 开具处方后的空白处画一斜线以示处方完毕。

12. 处方医师的签名式样和专用签章应当与院内药学部门留样备查的式样相一致，不得任意改动，否则应当重新登记留样备案。

二、处方权的取得

1. 经注册的执业医师在执业地点取得相应的处方权。

2. 经注册的执业助理医师在乡、民族乡、镇、村的医疗机构独立从事一般的执业活动，可以在注册的执业地点取得相应的处方权。

3. 进修医师由接收进修的医疗机构对其胜任本专业工作的实际情况进行认定后授予相应的处方权。

医疗机构应当按照有关规定，对本机构执业医师和药师进行麻醉药品和精神药品使用知识和规范化管理的培训。执业医师经考核合格后取得麻醉药品和第一类精神药品的处方权，药师经考核合格后取得麻醉药品和第一类精神药品调剂资格。

三、处方的开具

1. 处方开具当日有效。特殊情况下需延长有效期的，由开具处方的医师注明有效期限，但有效期最长不得超过 3 日。

2. 处方一般不得超过 7 日用量；急诊处方一般不得超过 3 日用量；对于某些慢性病、老年病或特殊情况，处方用量可适当延长，但医师应当注明理由。

3. 医师应当按照原卫生部制定的麻醉药品和精神药品临床应用指导原则开具麻醉药品、第一类精神药品处方。

4. 门（急）诊癌症疼痛患者和中、重度慢性疼痛患者需长期使用麻醉药品和第一类精神药品的，首诊医师应当亲自诊查患者，建立相应的病历，要求其签署“知情同意书”。病历中应当留存下列材料复印件：①二级以上医院开具的诊断证明；②患者户籍簿、身份证或者其他相关有效身份证明文件；③为患者代办人员身份证明文件。

5. 除需长期使用麻醉药品和第一类精神药品的门（急）诊癌症疼痛患者和中、重度慢性疼痛患者外，麻醉药品注射剂仅限于医疗机构内使用。

6. 为门（急）诊患者开具的麻醉药品注射剂，每张处方为一次常用量；控缓释制剂，每张处方不得超过 7 日常用量；其他剂型，每张处方不得超过 3 日常用量。

7. 为门（急）诊癌症疼痛患者和中、重度慢性疼痛患者开具的麻醉药品、第一类精神药品注射剂，每张处方不得超过 3 日常用量；控缓释制剂，每张处方不得超过 15 日常用量；其他剂型，每张处方不得超过 7 日常用量。

8. 为住院患者开具的麻醉药品和第一类精神药品处方应当逐日开具,每张处方为 1 日常用量。

9. 对于需要特别加强管制的麻醉药品,盐酸二氢埃托啡处方为一次常用量,仅限于二级以上医院内使用;盐酸哌替啶处方为一次常用量,仅限于医疗机构内使用。

10. 医疗机构应当要求长期使用麻醉药品和第一类精神药品的门(急)诊癌症患者和中、重度慢性疼痛患者每 3 个月复诊或者随诊一次。

四、处方开具的管理

1. 医疗机构应当建立处方点评制度,填写处方评价表,对处方实施动态监测及超常预警,登记并通报不合理处方,对不合理用药及时予以干预。

2. 医疗机构应当对出现超常处方 3 次以上且无正当理由的医师提出警告,限制其处方权;限制处方权后仍连续 2 次以上出现超常处方且无正当理由的,取消其处方权。

3. 医师出现下列情形之一的,处方权由其所在医疗机构予以取消:①被责令暂停执业;②考核不合格离岗培训期间;③被注销、吊销执业证书;④不按照规定开具处方,造成严重后果的;⑤不按照规定使用药品,造成严重后果的;⑥因开具处方牟取私利。

4. 未取得处方权的人员及被取消处方权的医师不得开具处方。未取得麻醉药品和第一类精神药品处方资格的医师不得开具麻醉药品和第一类精神药品处方。

5. 除治疗需要外,医师不得开具麻醉药品、精神药品、医疗用毒性药品和放射性药品处方。

【仿真自测】

1. 医师开具处方时,除特殊情况外必须注明
   A. 患者体重
   B. 药品的拉丁文
   C. 处方药或非处方药
   D. 临床诊断
   E. 是否为过敏体质
2. 处方一般不得超过几日用量
   A. 1 日
   B. 3 日
   C. 5 日
   D. 7 日
   E. 10 日
3. 执业医师处方权的取得方式是
   A. 被医疗机构聘用后取得
   B. 在注册的执业地点取得
   C. 在上级医院进修后取得
   D. 医师资格考试合格后取得
   E. 参加卫生行政部门培训后取得

[答案] 1. D 2. D 3. B

第十九章

抗菌药物临床应用管理办法

【自测摸底】

医疗机构应对无正当理由开具抗菌药物超常处方达到一定次数的医师提出警告。应当予以警告的最低次数是

A. 2次　B. 6次　C. 3次
D. 4次　E. 5次

【名师精讲】

一、抗菌药物临床应用管理

（一）遴选和定期评估

1. 抗菌药物遴选　申请医疗机构遴选和新引进抗菌药物品种,应当由临床科室提交申请报告,经药学部门提出意见后,由抗菌药物管理工作组审议。

2. 抗菌药物遴选申请审核　抗菌药物遴选申请经抗菌药物管理工作组2/3以上成员审议同意,并经药事管理与药物治疗学委员会2/3以上委员审核同意后方可列入采购供应目录。

3. 抗菌药物品种的清退或更换　清退意见经抗菌药物管理工作组1/2以上成员同意后执行,并报药

事管理与药物治疗学委员会备案;更换意见经药事管理与药物治疗学委员会讨论通过后执行。

(二)细菌耐药预警机制

《抗菌药物临床应用管理办法》规定,医疗机构应当开展细菌耐药监测工作,建立细菌耐药预警机制。

二、监督管理

(一)对开具抗菌药物超常处方医师的处理

医疗机构应当对出现抗菌药物超常处方3次以上且无正当理由的医师提出警告,限制其特殊使用级和限制使用级抗菌药物处方权。

(二)取消医师抗菌药物处方权的情形

《抗菌药物临床应用管理办法》规定,医师出现下列情形之一的,医疗机构应当取消其处方权:①抗菌药物考核不合格的;②限制处方权后仍出现超常处方且无正当理由的;③未按照规定开具抗菌药物处方,造成严重后果的;④未按照规定使用抗菌药物,造成严重后果的;⑤开具抗菌药物处方牟取不正当利益的。医师处方权资格取消后,在6个月内不得恢复其处方权。

【名师助记】

抗菌药物处方权的授予:

医师经本机构培训并考核合格后,方可获得相应的处方权。

高级专业技术职务——有特殊使用级抗菌药物的处方权。

中级专业技术职务——有限制使用级抗菌药物的处方权。

初级,执业助理医师、乡村医生——有非限制使用级抗菌药物的处方权。

药师经培训并考核合格后,方可获得抗菌药物调剂资格。

第二十章

医疗机构临床用血管理办法

【自测摸底】

医疗机构临床用血管理的第一责任人是

A. 临床用血的医师

B. 医疗机构输血科主任

C. 临床用血所在科室的负责人

D. 临床用血医师的上级医师

E. 医疗机构法定代表人

【名师精讲】

1. 医疗机构法定代表人为临床用血管理第一责任人。

2. 医疗机构应当使用卫生行政部门指定血站提供的血液。符合国家有关标准和要求的血液入库,做好登记;并按不同品种、血型和采血日期(或有效期),分别有序存放于专用储藏设施内。血袋标签核对的主要内容:①血站的名称;②献血编号或者条形码、血型;③血液品种;④采血日期及时间或者制备日期及时间;⑤有效期及时间;⑥储存条件。禁止将血袋标签不合格的血液入库。

【名师助记】

1. 医疗机构定期向当地血站提出用血计划,同时做好输血记录。二级以上医疗机构设立输血科(血库)。

2. 医疗机构对临床用血必须进行核查,核查内容:包装、血液的物理外观、有效期。

【仿真自测】

医疗机构临床用血文书不包括

A. 输血治疗知情同意书

B. 输血过程和输血后疗效评价意见

C. 输血记录单

D. 患者输血适应证的评估

E. 献血员信息

[答案] E

第二十一章

药品管理法及其实施条例

【自测摸底】

某患者到省人民医院就医发生药品不良反应，需要报告的部门是

A. 医学会

B. 省级人民政府

C. 省级人民法院

D. 省级人民政府执法部门

E. 省级药品监督管理部门和卫生健康主管部门

【名师精讲】

一、药品的概念

药品，是指用于预防、治疗、诊断人的疾病，有目的地调节人的生理功能并规定有适应证、用法和用量的物质。包括中药材、中药饮片、中成药、化学原料及其制剂、抗生素、生化药品、放射性药品、血清、疫苗、血液制品和诊断药品等。

二、禁止生产、销售假药

《中华人民共和国药品管理法》规定，禁止生产（包括配制）、销售、使用假药。有下列情形之一的，为假药：①药品所含成分与国家药品标准规定的成分不

符;②以非药品冒充药品或者以他种药品冒充此种药品;③变质的药品;④药品所标明的适应证或者功能主治超出规定范围。

三、禁止生产、销售劣药

《中华人民共和国药品管理法》规定,禁止生产(包括配制)、销售、使用劣药。有下列情形之一的,为劣药:①药品成分的含量不符合国家药品标准;②被污染的药品;③未标明或者更改有效期的药品;④未注明或者更改产品批号的药品;⑤超过有效期的药品;⑥擅自添加防腐剂、辅料的药品;⑦其他不符合药品标准的药品。

四、处方药与非处方药

《中华人民共和国药品管理法实施条例》规定,国家实行处方药和非处方药分类管理制度。

1. 处方药　是指凭执业医师和执业助理医师处方方可购买、调配和使用的药品。

2. 非处方药　是指由国务院药品监督管理部门公布的,不需要凭执业医师和执业助理医师处方,消费者可以自行判断、购买和使用的药品。国家根据非处方药的安全性,将非处方药分为甲类非处方药和乙类非处方药。

【名师助记】

药品管理法要点:

成分假,含量劣,生产销售担罪责。

不良报告要及时,省級药监可处置。

购销回扣违法规,罚款吊证追犯罪。

解释:“成分假,含量劣”,指成分不符为假药,含量不符为劣药。

【仿真自测】

1. 下列属于假药的是
   A. 改变剂型或改变给药途径的药品
   B. 擅自添加着色剂、防腐剂、香料、矫味剂及辅料的
   C. 超过有效期的
   D. 以非药品冒充药品或者以他种药品冒充此种药品的
   E. 被污染的药品
2. 对制售假劣药品危害人民健康的单位和个人追究刑事责任的机构是
   A. 药品监督管理部门
   B. 中国食品药品检定研究院
   C. 工商行政管理部门
   D. 司法部门
   E. 当地卫生健康主管部门

[答案] 1. D　2. D

第二十二章

麻醉药品和精神药品管理条例

【自测摸底】

不按规定使用麻醉药品、精神药物，情节严重的，由卫生主管部门给予的处理是

A. 暂停执业活动 3~6 个月

B. 暂停执业活动 6 个月至 1 年

C. 给予行政处分

D. 吊销医师执业证书

E. 追究刑事责任

【名师精讲】

一、麻醉药品和精神药品的概念

1. 麻醉药品　一般是指具有依赖性潜力的药品，连续使用、滥用或不合理使用，易产生身体依赖性和精神依赖性，能成瘾的药品。

2. 精神药品　一般是指直接作用于中枢神经系统，使之兴奋或抑制，连续使用能产生依赖性的药品。

二、麻醉药品和精神药品的使用

（一）"印鉴卡"管理

医疗机构需要使用麻醉药品和第一类精神药品

的,应当经所在地设区的市级人民政府卫生主管部门批准,取得“麻醉药品、第一类精神药品购用印鉴卡”(简称“印鉴卡”)。医疗机构应当凭印鉴卡向本省、自治区、直辖市行政区域内的定点批发企业购买麻醉药品和第一类精神药品。

医疗机构取得“印鉴卡”应当具备下列条件:①有专职的麻醉药品和第一类精神药品管理人员;②有获得麻醉药品和第一类精神药品处方资格的执业医师;③有保证麻醉药品和第一类精神药品安全储存的设施和管理制度。

(二)麻醉药物和精神药品处方权

对麻醉药品和第一类精神药品处方,处方的调配人、核对人应当仔细核对,签署姓名,并予以登记;对不符合本条例规定的,处方的调配人、核对人应当拒绝发药。

麻醉药品和第一类精神药品处方的印刷用纸为淡红色,处方右上角分别标注“麻”“精一”;第二类精神药品处方的印刷用纸为白色,处方右上角标注“精二”。

麻醉药品和精神药品专用处方的格式由国务院卫生主管部门规定。

麻醉药品、第一类精神药品注射剂处方为 1 次用量;其他剂型处方不得超过 3 日用量;缓控释制剂处方不得超过 7 日用量。

第二类精神药品处方一般不得超过 7 日用量;对于某些特殊情况,处方用量可适当延长。

为癌痛及慢性中、重度非癌痛患者开具的麻醉药品、第一类精神药品注射剂处方不得超过 3 日用量;其他剂型不得超过 7 日用量。

医疗机构应当对麻醉药品和精神药品处方进行专册登记,加强管理。麻醉药品处方至少保存 3 年,精神药品处方至少保存 2 年。

【名师助记】

1. 不按规定使用麻醉药品、精神药物，情节严重的，由卫生主管部门给予的处理是由原发证部门吊销其执业证书。

2. 有权批准医疗机构取得麻醉药品、第一类精神药品购用“印鉴卡”的部门是所在地设区的市级人民政府卫生主管部门。

3. 有权批准医疗机构配制临床需要而市场无供应的麻醉药品和精神药品制剂的部门是省级药品监督管理部门。

【仿真自测】

有权批准医疗机构取得麻醉药品、第一类精神药品购用印鉴卡的部门是

A. 设区的市级人民政府卫生主管部门

B. 设区的县级人民政府卫生主管部门

C. 设区的省级人民政府卫生主管部门

D. 国务院

E. 医学会

[答案] A

第二十三章

药品不良反应报告和监测管理办法

【自测摸底】

《药品不良反应报告和监测管理办法》颁布的时间是

A. 2011 年 5 月 4 日　　B. 2012 年 5 月 4 日

C. 2012 年 6 月 4 日　　D. 2015 年 5 月 4 日

E. 2011 年 6 月 4 日

【名师精讲】

一、概述

2011 年 5 月 4 日，卫生部发布了《药品不良反应报告和监测管理办法》。

二、报告与处置

1. 个例药品不良反应报告　医疗机构发现或获知新的、严重的药品不良反应应当在 15 日内报告，其中死亡病例须立即报告；其他药品不良反应应当在 30 日内报告。有随访信息的，应当及时报告。

2. 药品群体不良事件报告　医疗卫生机构获知或发现药品群体不良事件后，应当立即通过电话或传真等方式报所在地的县级药品监督管理部门、卫生主管部门和药品不良反应监测机构,必要时可以越级报告;同时填写“药品群体不良事件基本信息表”,对每一个病例还应当及时填写“药品不良反应/事件报告表”,通过国家药品不良反应监测信息网络报告。

三、法律责任

《药品不良反应报告和监测管理办法》规定,医疗机构有下列情形之一的,由所在地卫生主管部门给予警告,责令限期改正;逾期不改的,处3万元以下的罚款;情节严重并造成严重后果的,由所在地卫生主管部门对相关责任人给予行政处分:①无专职或者兼职人员负责本单位药品不良反应监测工作的;②未按照要求开展药品不良反应或者群体不良事件报告、调查、评价和处理的;③不配合严重药品不良反应和群体不良事件相关调查工作的。

【仿真自测】

违反《药品不良反应报告和监测管理办法》规定,逾期不改的,所处的罚款是

A. 3万元以下　　B. 4万元以下

C. 5万元以下　　D. 6万元以下

E. 7万元以下

[答案] A